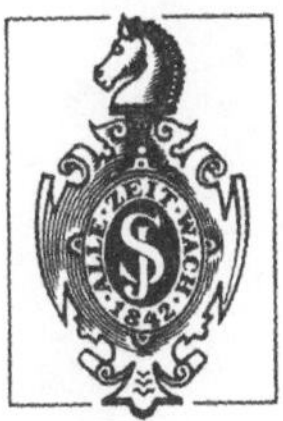

F. S. Weill A. Le Mouël

Übungen zur abdominalen Ultraschalldiagnostik

Übersetzt von Christian Kujat

Mit 361 Abbildungen

Springer-Verlag Berlin Heidelberg GmbH 1984

Francis S. Weill, M. D.
Professor of Radiology, University of Besançon,
Head Department of Radiology, University Hospital,
2, Place Saint-Jacques, F-25000 Besançon

Arlette Le Mouël, M. D.
Senior Radiologist, Head Department of Radiology,
University Hospital, 2, Place Saint-Jacques,
F-25000 Besançon

Übersetzer:
Dr. Christian Kujat, Rötebuckweg 9, D-7800 Freiburg

Titel der französischen Originalausgabe:
Exercices de diagnostic abdominal by F. S. Weill, A. Le Mouël

ISBN 978-3-540-13129-8

CIP-Kurztitelaufnahme der Deutschen Bibliothek

Übungen zur abdominalen Ultraschalldiagnostik / F. S. Weill ; A. Le Mouël. Übers. von C. Kujat.
Einheitssacht.: Exercices de diagnostic abdominal <dt.>
Engl. Ausg. u. d. T.: Weill, Francis S.: Exercices in diagnostic ultrasonography of the abdomen
ISBN 978-3-540-13129-8 ISBN 978-3-662-10655-6 (eBook)
DOI 10.1007/978-3-662-10655-6
NE: Le Mouël, Arlette:

Ursprünglich erschienen bei Springer-Verlag Berlin Heidelberg New York Tokyo 1984

2121/3130-543210

Inhaltsverzeichnis

Einleitung

Dieses sonographische Übungsbuch setzt gute Kenntnisse der elementaren sonographischen Anatomie und der geläufigen pathologischen Schnittbilder voraus[1].
Wir haben versucht, in jedem Kapitel, das jeweils eine Gruppe ähnlicher klinischer Probleme umfaßt, eine didaktische Aufgliederung vom Einfachen zum Komplizierten vorzunehmen. Wir empfehlen, die einleitenden Sonogramme jeder Fallstudie zunächst sorgfältig zu analysieren, bevor die Kommentare gelesen werden, die die Gründe für die Schlußdiagnose darlegen. Diese erklärenden Bemerkungen werden durch eine Wiederholung der sonographischen Abbildungen ergänzt, die jetzt jedoch mit Pfeilen und Buchstaben versehen sind, um die Details zu bezeichnen, auf die sich die Erläuterungen beziehen. Es erscheint sinnvoll, die Abbildungen mit den Markierungen abzudecken, bevor die Kommentare gelesen werden, und sie erst aufzudecken, wenn der Text es erfordert.

1 ..., die der Leser aus unseren Büchern erhalten kann:
Ultraschalldiagnostik in der Gastroenterologie (Springer-Verlag, Berlin, Heidelberg 1982)
Renal Sonography (Springer-Verlag, Berlin, Heidelberg 1981)

Kapitel 1

..., in dem der Leser ermuntert wird, seine Brille zu putzen

1.1. Frau Dachs, 75 Jahre, hat das Aussehen eines jungen Mädchens. Sie verliert jedoch Gewicht und klagt über epigastrische Schmerzen. Sie hat eine ganze Reihe konventioneller radiologischer Verfahren über sich ergehen lassen müssen. Dies ist für die Röntgenfilmhersteller eine gute Nachricht, hat zur Diagnose jedoch nichts beigetragen. Zuletzt wird sie zu einer Ultraschalluntersuchung überwiesen.
Sehen Sie sich zunächst die Schnittbilder 1.1a und 1.1b (transversal) und 1.1d (sagittal) an.

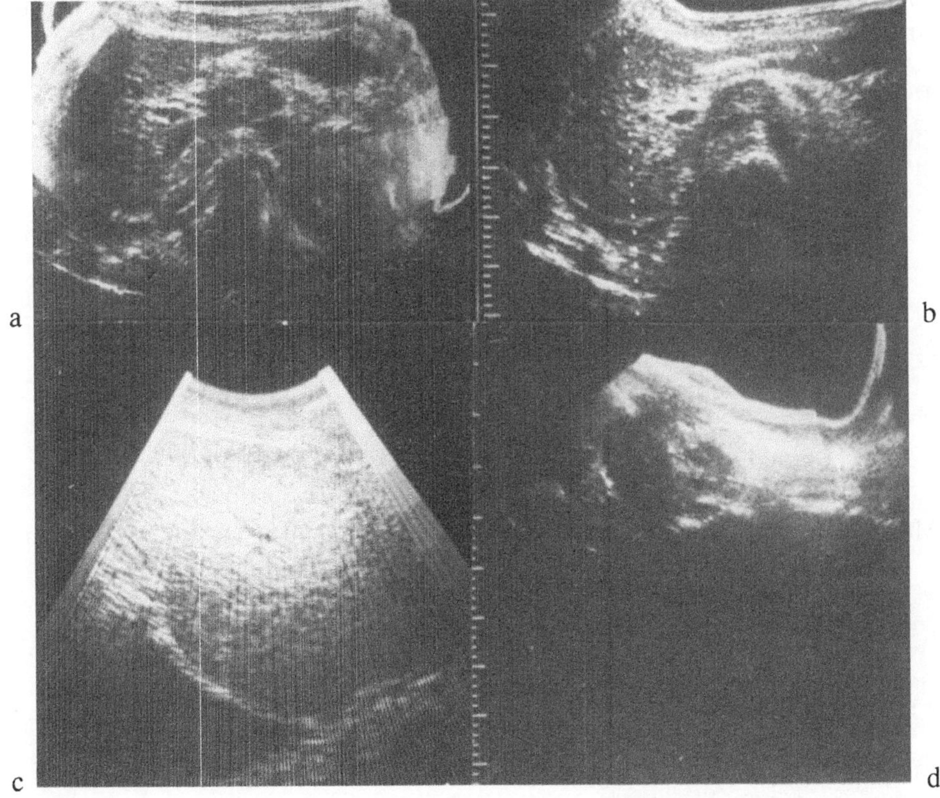

Abb. 1.1a–d

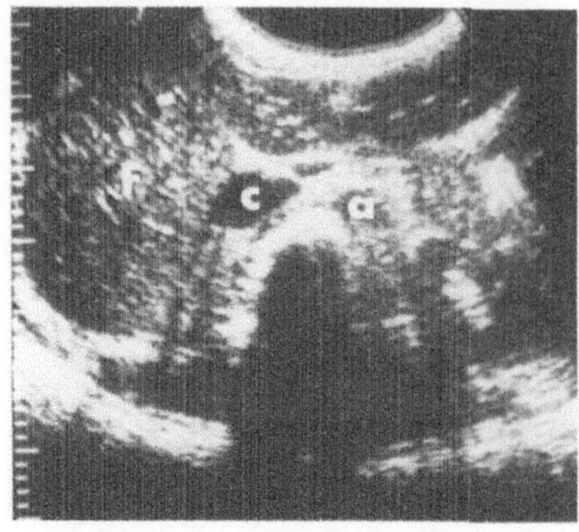

Abb. 1.1e

Die Abbildungen zeigen einen groben pathologischen Befund. Wenn Sie ihn nicht entdeckt haben, betrachten Sie das normale Bild in Abb. 1.1e, das von einer gesunden Person stammt. Der Befund in Abb. 1.1a–d wird dann deutlich.

Was für einen Befund haben Sie erhoben?

Ganz eindeutig ist eine echoarme Raumforderung mit glatter Begrenzung und einem kleinen, echoreichen Zentrum zu erkennen (↓ unten).

a

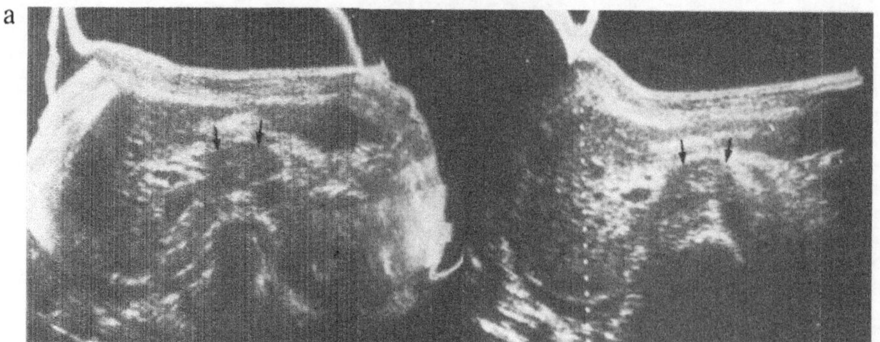

b

Abb. 1.1a, b

Man erkennt die Raumforderung auch im Sagittalschnitt (↓ Abb. 1.1d unten).

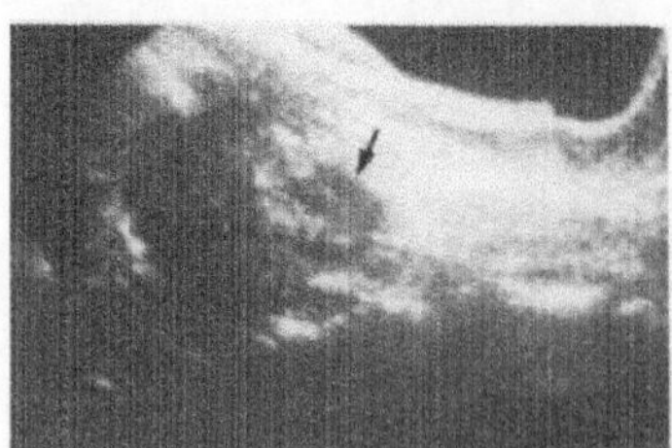

Abb. 1.1d

a b

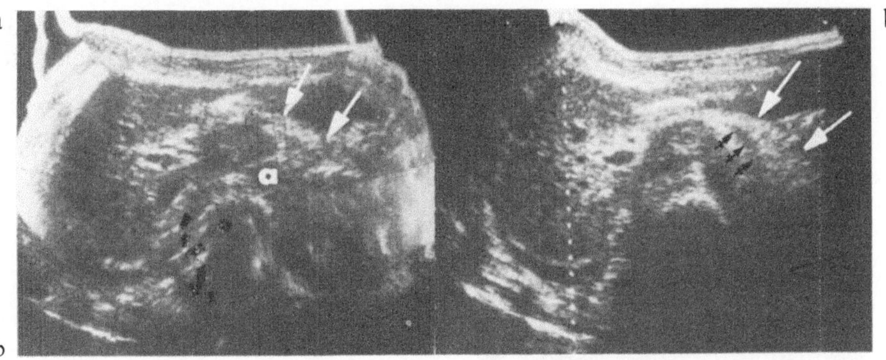

Abb. 1.1a, b

Was für eine Lagebeziehung hat die Raumforderung zum Pankreas?

Die kommaförmige, echoreiche Struktur des Pankreas (↓) läßt sich gut abgrenzen (siehe oben, Abb. 1.1a und Abb. 1.1b). Dorsal wird das Pankreas von der echoarmen Milzvene begrenzt (↨ Abb. 1.1b).

Dieser Fall konfrontiert uns mit einer Raumforderung, die ventral der großen Gefäße (*a* = Aorta) und im dorsalen Anteil des Pankreaskopfes lokalisiert ist. Ein Teil des Pankreas wird nach ventral verlagert.
Bevor wir unsere Diskussion über die Art dieser Raumforderung fortsetzen, sollten Sie die Abb. 1.1a (oben) noch einmal sorgfältig ansehen. Als gute Kliniker möchten wir etwas wissen über den Zustand einer bestimmten anatomischen Struktur. Was sollten wir beurteilen?

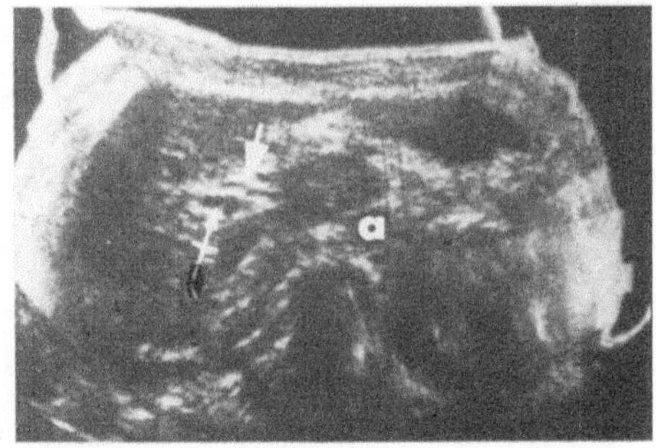

Abb. 1.1a

Wir beurteilen den Ductus choledochus und finden ein beginnendes „Doppelflintenzeichen".
Der Durchmesser des ventral der Pfortader (↨) gelegenen Gallengangs (↓) beträgt die Hälfte des Pfortaderdurchmessers. Dies ist die obere Normgrenze für das Verhältnis dieser beiden Durchmesser. Sehr wahrscheinlich wird Frau Dachs in naher Zukunft das Aussehen eines jungen Mädchens verlieren und statt dessen etwas gelber erscheinen.

Betrachten Sie nun sorgfältig die Abb. 1.1b unten. Sie haben 30 Sekunden, um die Liste der Probleme von Frau Dachs zu vervollständigen. Sie bemerken...

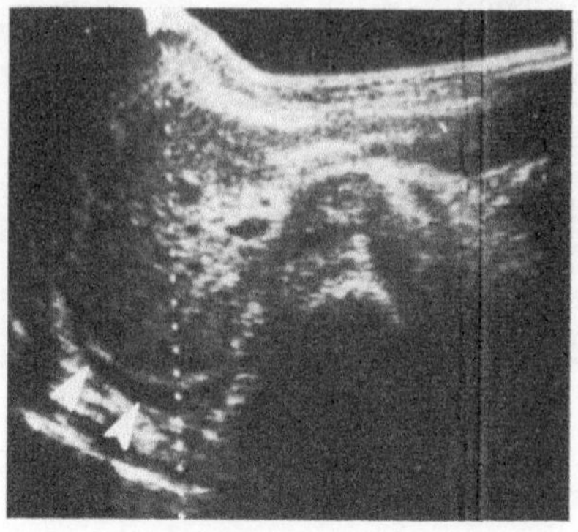

Abb. 1.1b

...Sie bemerken dorsal der Leber eine echoarme, kommaförmige Flüssigkeitsansammlung (Pfeilspitzen).

Diese Struktur entspricht...?

...einem Pleuraerguß. Ascites wäre mehr ventral oder lateral der Leber lokalisiert. Der Pleuraerguß ist auch in Abb. 1.1a unten erkennbar (Pfeilspitzen).

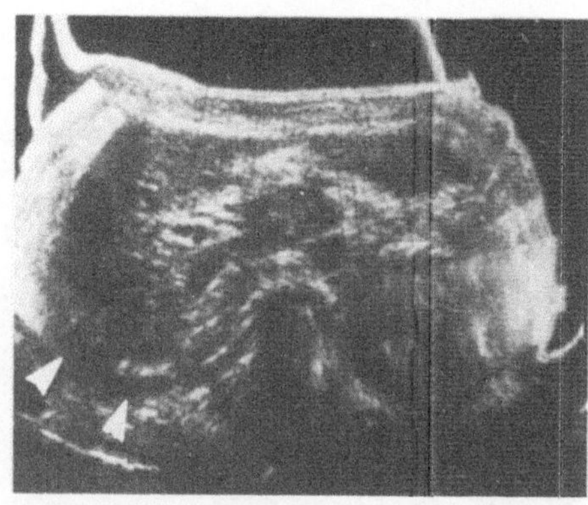

Abb. 1.1a

Wenn Sie noch nicht überzeugt sind, sehen Sie sich Abb. 1.1c auf Seite 3, danach auf der nächsten Seite an.

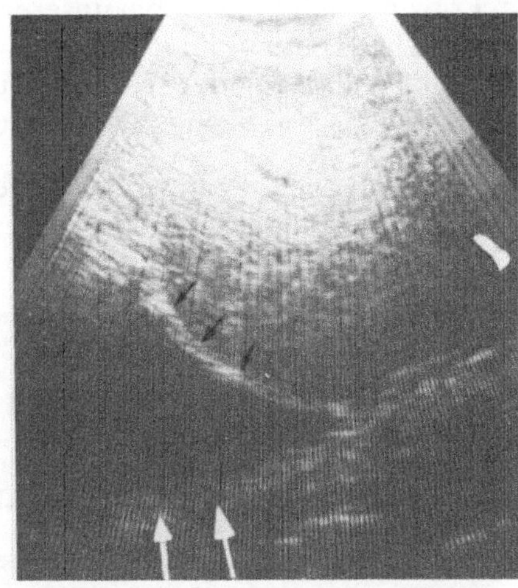

Abb 1.1c

Die Abbildung zeigt einen Sagittalschnitt durch den rechten Oberbauch, der deutlich eine Flüssigkeitsansammlung oberhalb des Zwerchfells (schwarze Pfeile) erkennen läßt. Durch dieses Schallfenster kann die dorsale Thoraxwand dargestellt werden (weiße Pfeile). Normalerweise sind bei dieser Schallkopflokalisation keine Echos oberhalb des Zwerchfells zu erwarten.
Eine Punktion zeigt, daß der Erguß hämorrhagisch ist. Wir können im Moment festhalten, daß eine Raumforderung im Bereich des Pankreaskopfes vorliegt, die beginnt, den Ductus choledochus zu komprimieren. Zusätzlich liegt ein hämorrhagischer Pleuraerguß vor, der wahrscheinlich metastatisch bedingt ist.
Logischerweise sollte dieses Bild einer retroperitonealen Raumforderung Lymphomen entsprechen, da sowohl die Milzvene als auch Pankreasgewebe nach ventral verdrängt werden. Könnte ein Pankreaskarzinom die gleiche Verlagerung verursachen? Das scheint zunächst unwahrscheinlich, da Milzvene und V. mesenterica superior retropankreatisch verlaufen: Daher sollten sie durch einen Pankreastumor nach dorsal verlagert werden. Meistens verdrängen Pankreastumoren diese Gefäße tatsächlich nach dorsal. Wenn der Tumor sich jedoch im Processus uncinatus entwickelt, der dorsal der V. mesenterica superior liegt, dann verdrängt dieser Pankreastumor die Strukturen wie eine Lymphknotenerkrankung nach ventral (s. auch Abb. 1.1f–h, unten).

f,g h

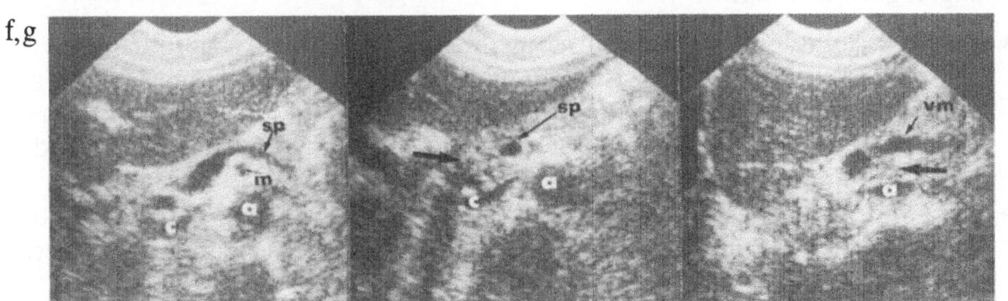

Abb. 1.1. f, g Transversalschnitte in Höhe des Pankreas. Der Processus uncinatus (dicker Pfeil) liegt dorsal der Milzvene *(sp)*, *m* = A. mesenterica superior, *c* = V. cava, *a* = Aorta, **h** Sagittalschnitt. Der Processus uncinatus (dicker Pfeil) liegt dorsal der Mesenterialvene *(vm)*

Im Prinzip scheint es sich bei unserer Raumforderung um ein Pankreaskarzinom zu handeln. Aber nur im Prinzip, denn eine histologische Diagnose kann niemals aus den Ergebnissen der Ultraschalluntersuchung allein gewonnen werden. Für eine histologische Diagnose ist eine sonographisch geführte Punktion notwendig.

Eine letzte Frage, bevor wir das weitere diagnostische Vorgehen zur Beurteilung der Dignität des Prozesses besprechen: Direkt ventral der Raumforderung ist ein echoreicher Streifen zu erkennen (Abb. 1.1a, unten). Um was handelt es sich?

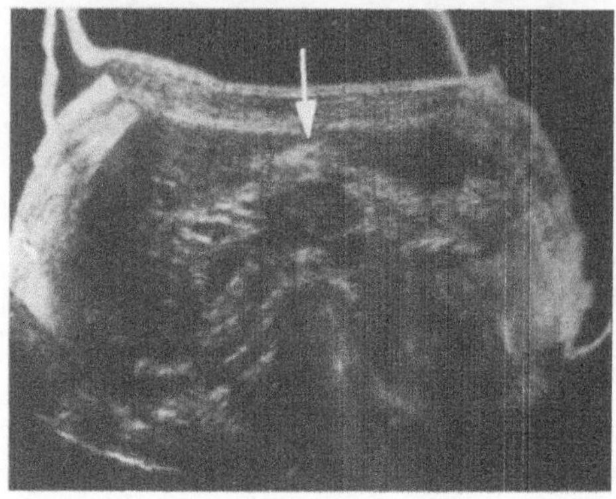

Es ist das Ligamentum falciforme.

Abb. 1.1a

Zur weiteren Abklärung dieses tumorösen Prozesses ist die Beurteilung der Leber unbedingt notwendig: Lebermetastasen finden sich nicht. Das Ligamentum falciforme sollte nicht mit einem pathologischen Befund verwechselt werden.

Sind weitere Untersuchungen notwendig?

Wenn wir uns mit der Feststellung eines metastatischen Pleuraergusses begnügen, erscheint ein chirurgischer Eingriff nicht gerechtfertigt. Wenn wir uns damit nicht begnügen, kann der richtige Zeitpunkt für einen Gallenwegseingriff (präventiv oder nach Auftreten des Ikterus) diskutiert werden. Der histologische Beweis der Malignität dieser Raumforderung sollte durch eine sonographisch gezielte Punktion gesichert werden.
Wenn Pleurametastasen nicht gesichert werden konnten, sind weitere Untersuchungen gerechtfertigt:

- Zunächst sollte eine sonographisch geführte Punktion durchgeführt werden, um die Malignität des Prozesses zu sichern. Die Prognose eines Pankreastumors dieser Größe ist zweifellos infaust. Man sollte eine Resektion dann wahrscheinlich gar nicht in Betracht ziehen. Eine entzündliche Raumforderung würde jedoch eine Resektion rechtfertigen.
- Die zweite ergänzende Untersuchung ist eine Computertomographie, um die Ausdehnung der Raumforderung abzuschätzen. Die Entscheidung zur Operation hängt von den Ergebnissen des CT's ab.
- Eine Indikation zur Arteriographie besteht hier nicht. Das Sonogramm zeigt eine Kompression des splenoportalen Konfluens. Kontrastmittelgabe beim CT würde Umgehungskreisläufe oder einen Einbruch in die Milzvene aufzeigen.

1.2. Nachdem Sie den Pankreasprozeß im vorhergehenden Fall sorgfältig analysiert haben, betrachten Sie die Abb. 1.2 unten. Die beiden parallelen Transversalschnitte stammen von Herrn Biber, dessen Zustand sich verschlechtert hat. Die Aorta *(a)* und die Vena cava *(c)* erscheinen auf Abb. 1.2a und Abb. 1.2b ziemlich gleich. Auf Abb. 1.2b ist der Spinalkanal erkennbar (weißer Pfeil), während er in Abb. 1.2a durch einen Wirbelkörper verdeckt wird. Die Darstellung des Spinalkanals zeigt, daß diese beiden Schnitte in einem Intervall von 2 oder 3 cm angefertigt wurden. Liegt der Schnitt 1.2b weiter kranial oder weiter kaudal als der Schnitt 1.2a?

a b

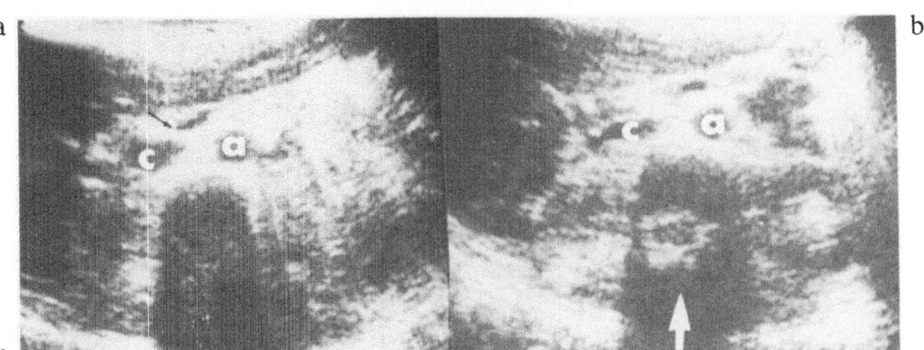

Abb. 1.2a, b

Sehen Sie sich den splenoportalen Konfluens in Abb. 1.2a (schwarzer Pfeil) an. In Abb. 1.2b ist nicht der längliche Konfluens angeschnitten, sondern die V. mensenterica superior selbst, deren Querschnitt rundlicher erscheint (‡). Abb. 1.2b ist also weiter kaudal angefertigt worden. Beachten Sie den Processus uncinatus (↑), der sich neben der posterolateralen Begrenzung der V. mensenterica superior findet. Sicherlich haben Sie eine Raumforderung entdeckt (Abb. 1.2b oben). Diese echoarme, prärenal lokalisierte Raumforderung hat eine zipflig ausgezogene Begrenzung (offener Pfeil, Abb. 1.2b).

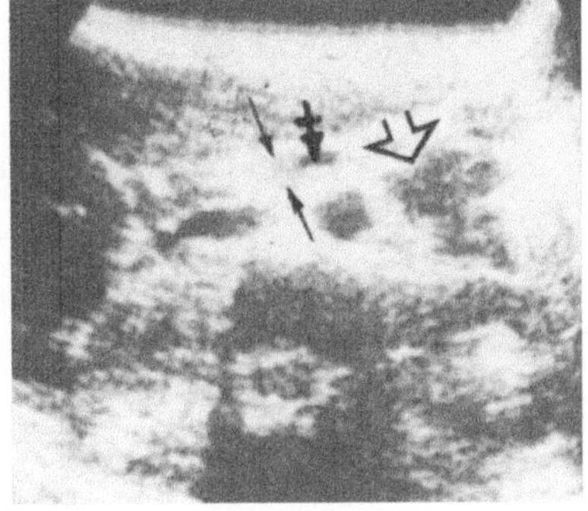

Abb. 1.2b

Dies ist das typische Bild eines...

...Pankreaskorpus- und Pankreasschwanzkarzinoms.

Falsch! Derartige Bilder findet man in dieser Region häufig. Es handelt sich um einen Schnitt durch das normale Colon transversum. Untersuchen Sie Ihre Patienten im Stehen, verlängern Sie die Real-time-Untersuchung, wiederholen Sie die Untersuchung eine halbe oder eine Stunde später und berücksichtigen Sie nur Bilder, die während einer derartig ausgedehnten Untersuchung konstant bleiben. Auf diese Weise werden Sie viele Patienten von Pankreastumoren heilen, die sie glücklicherweise nie hatten.
Wenn – ganz selten – ein solches Bild persistiert, hilft ein CT weiter.

Kapitel 2

Sechs schmerzhafte Hepatomegalien

Frau Karakul (Abb. 2.1), Herr Wisent (Abb. 2.2), Herr Mufflon (Abb. 2.3), Herr Merino (Abb. 2.4), Frau Adler (Abb. 2.5) und Frau Geier (Abb. 2.6) klagen über Schmerzen im rechten Oberbauch. Die klinische Untersuchung ergibt eine Hepatomegalie unterschiedlichen Ausmaßes bei allen sechs Patienten.

2.1. Frau Karakul hat seit einigen Wochen dumpfe Schmerzen. Während der klinischen Untersuchung stellt sich eindeutig eine Hepatomegalie heraus. Die Oberfläche der Leber ist höckerig.

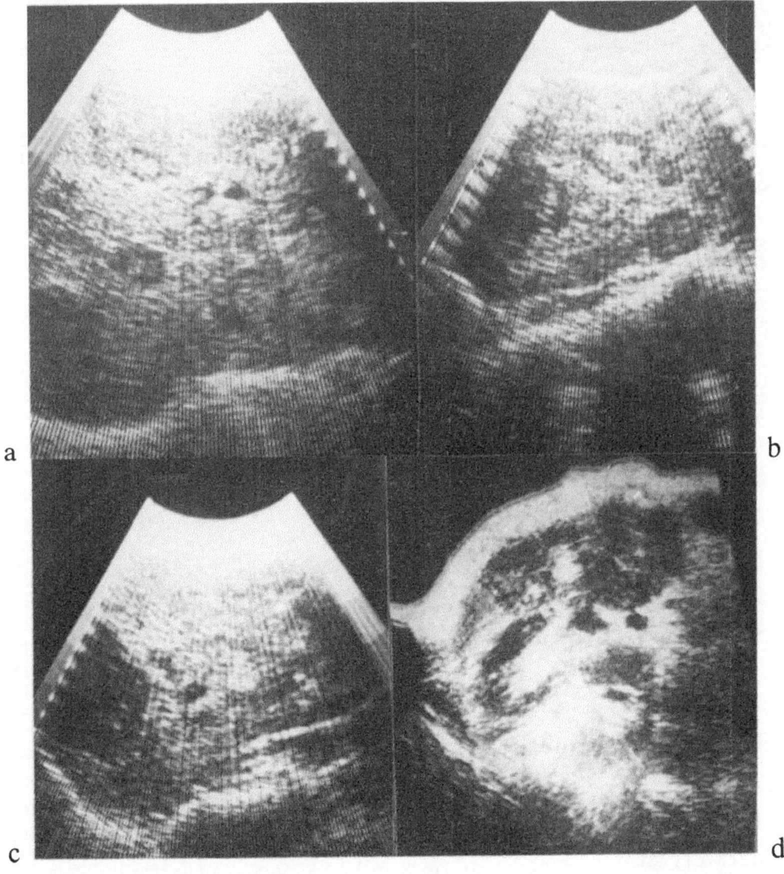

Abb. 2.1. a Schrägschnitt durch die Leber in Rückenlage des Patienten, **b, c** Interkostalschnitte, **d** Transversalschnitt

Der Transversalschnitt 2.1d macht den knotigen Charakter der Leberoberfläche verständlich (betrachten Sie die letzte Abbildung auf der vorhergehenden Seite). Eine tumoröse Raumforderung (schwarze Pfeile) erstreckt sich kaudal im linken Leberlappen. Sie verdrängt die Bauchwand (weiße Pfeile) nach vorn und grenzt nach dorsal an die großen Gefäße (*a* = Aorta, *c* = V. cava).

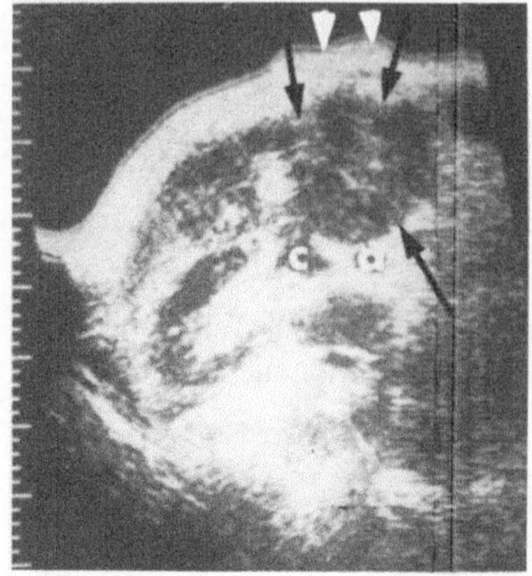

Abb. 2.1d

Direkt neben dieser tumorösen Raumforderung ist ein echoreicher Knoten zu erkennen (↓ unten). Entspricht er einer Metastase?

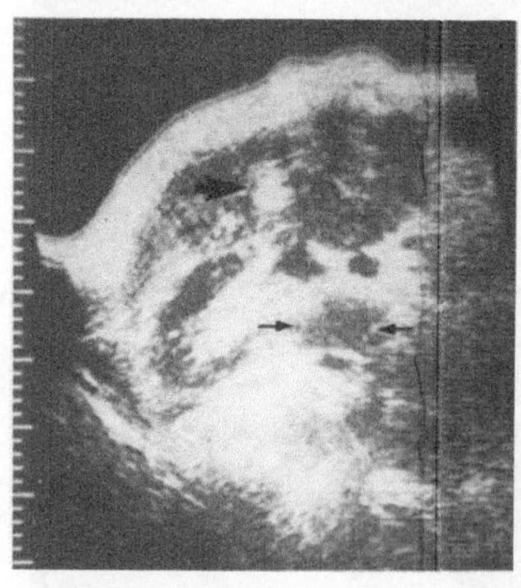

Abb. 2.1d

Sehr unwahrscheinlich. Es ist das ... ... Ligamentum falciforme.

Was entspricht der Struktur, die in Abb. 2.1d durch horizontale, dünne Pfeile markiert ist?

Es handelt sich um einen Wirbelkörper.

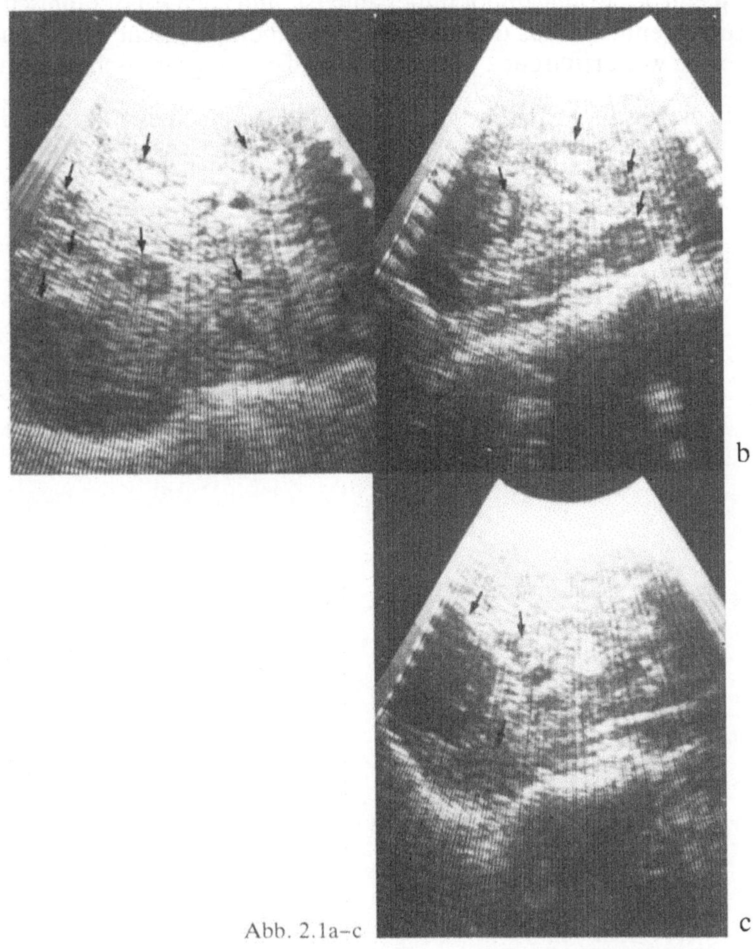

Abb. 2.1a–c

Die solide Raumforderung im linken Leberlappen läßt uns an mehrere tumoröse Prozesse denken, die gutartig oder bösartig sein können. Aber betrachten Sie noch einmal Abb. 2.1a–c auf Seite 11 und oben. Wir sehen zahlreiche Areale (↓), die größtenteils ein kokardenartiges Aussehen haben. Die Diagnose kann daher weiter eingegrenzt werden. Der einzige gutartige Prozeß, der in Frage kommt, sind multipe Hamartome[1]. Hier jedoch handelt es sich um das typische Bild multipler Metastasen. Hepatome können ebenfalls multipel auftreten, zeigen jedoch nicht ein so regelmäßiges Kokardenphänomen. Wenn ein Primärtumor bekannt ist, sind weitere Untersuchungen nicht indiziert. Lediglich eine Arteriographie kann durchgeführt werden, wenn eine intraarterielle Chemotherapie geplant ist.

1 Akute mykotische Abszesse mit dem gleichen Echomuster wurden kürzlich beschrieben (P. Cooperberg, persönliche Mitteilung)

Wenn der Primärtumor unbekannt ist, und auch sonographisch nicht erfaßt wird, und wenn sich aus der Diagnose eine therapeutische Konsequenz ergibt, ist die beste weiterführende Untersuchung die sonographisch geführte Punktion.

In diesem Fall handelte es sich um Metastasen eines Kolonkarzinoms. Sie stellten die Erstmanifestation der Erkrankung dar.

2.2. Herr Wisent. Bei diesem Patienten findet sich palpatorisch eine Vorwölbung der Leber, die durch die Abbildungen unten (Abb. 2.2a–c) verständlich wird.

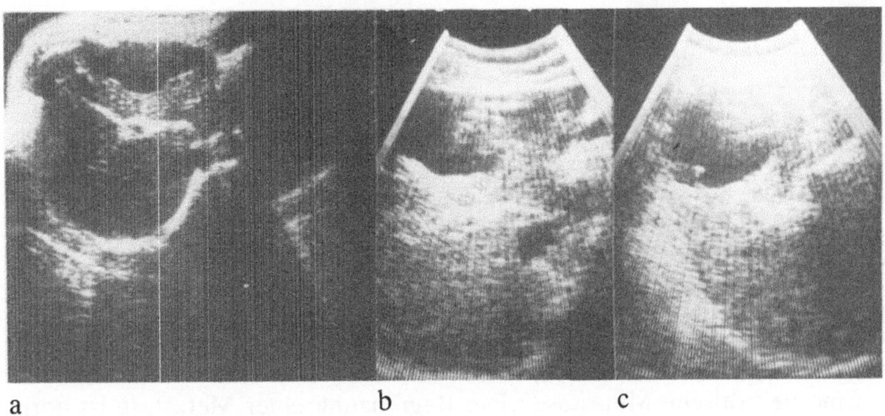

Abb. 2.2. a, b Transversalschnitte, **c** Sagittalschnitt

Der Transversalschnitt 2.2a zeigt, daß die tastbare Vorwölbung einer intrahepatischen Flüssigkeitsansammlung dicht unter der Leberoberfläche entspricht (weiße Pfeile, unten). Die Palpation dieses Areals verursacht lokalisierte Schmerzen. Dieses Bild einer intrahepatischen echoarmen Struktur stellt sich auch auf Abb. 2.2b und c dar (↓). Die Struktur ist gut begrenzt. Die „zystische" Struktur ist offensichtlich.

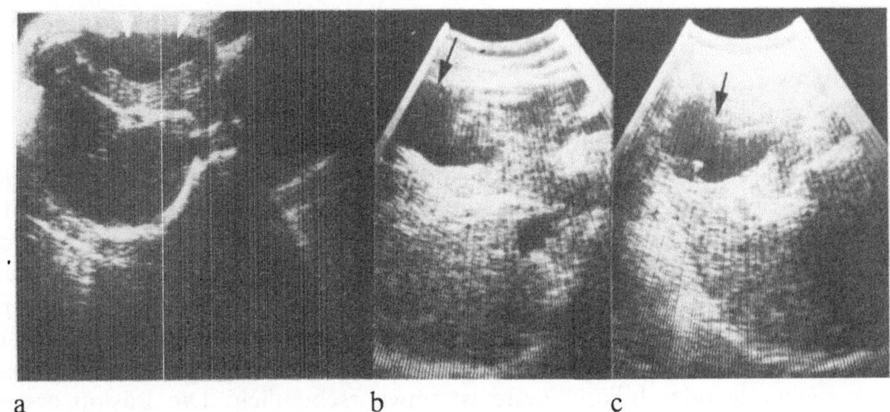

Abb. 2.2a–c

Der Sagittalschnitt 2.2c zeigt eine kleine Verdichtung dorsal in diesem intrahepatischen Prozeß (↑ unten).

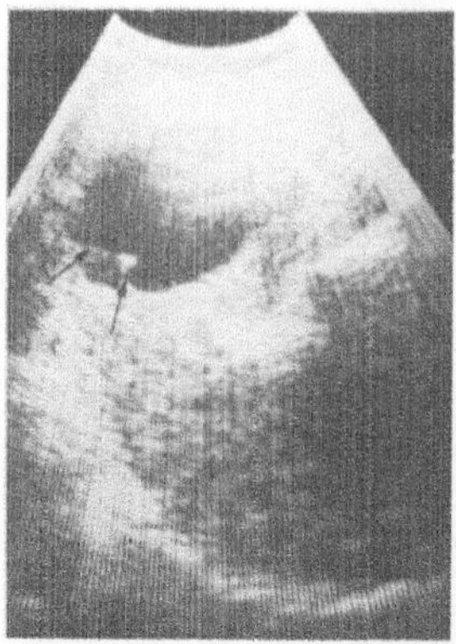

Abb. 2.2c

Welche Verdachtsdiagnose stellen Sie?

- Eine nekrotische Metastase? Die Begrenzung einer Metastase ist normalerweise unregelmäßiger (Abb. 2.2d, Pfeilspitzen, unten).

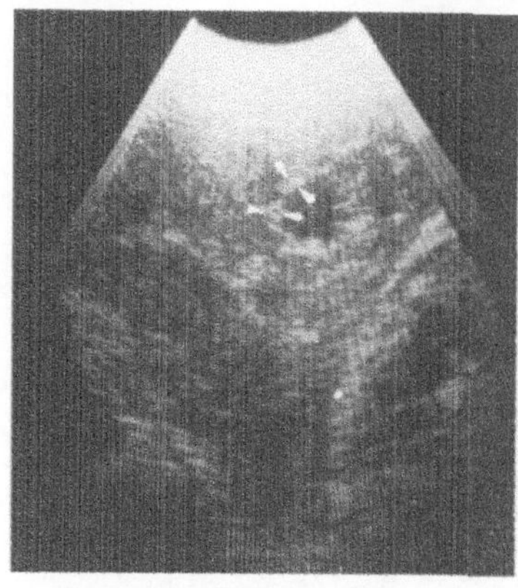

Abb. 2.2d

Aber nekrotische Metastasen können tatsächlich ein pseudozystisches Bild verursachen, insbesondere unter einer Chemotherapie.
Die klinischen Daten sprechen nicht für einen zystischen Tumor, z.B. ein biliäres Zystadenom.

- Ein bakterieller Abszeß? Der könnte so aussehen. Dieser Patient hat jedoch kein hohes Fieber. Außerdem sind bakterielle Abszesse oft echoreicher strukturiert. Sie enthalten manchmal Gaseinschlüsse, die verstreute intrakavitäre Echos mit dorsaler Schallabschwächung verursachen. Dadurch wird die leichte dorsale Schallverstärkung überdeckt, wie sie bei diesem Patienten zu erkennen ist. Zweifellos verursacht in diesem Fall die intrakavitäre Flüssigkeit nur eine geringe Schallabschwächung. Die kleine, dorsal-kranial lokalisierte Wandverdickung kann einem Teil eines Septums entsprechen. Eine infizierte kongenitale oder biliäre Zyste ist unwahrscheinlich: Die Läsion erscheint abgeflacht und hat keine charakteristische Begrenzung.

- Jetzt sollte man zum Äußersten schreiten und eine Anamnese erheben. Man sollte den Patienten fragen, ob er vielleicht am Brahmaputra Moskitos gejagt hat. Denn eine solche Struktur ist vereinbar mit:
  - einer infizierten Echinokokkuszyste
  - oder – noch wahrscheinlicher – einem Amöbenabszeß.

  Die Klinik dieser beiden Krankheitsbilder kann unspezifisch sein. Fieber muß beim Amöbenabszeß nicht vorhanden sein. Wie in diesem Fall erscheinen diese Läsionen sonographisch oft sehr echoarm, wenn sie reif sind. Erstaunlicherweise treten sie auch bei Patienten auf, die keine exotischen Reisen unternommen haben. Echinokokkuszysten finden sich in vielen Ländern der gemäßigten Zonen.

Also was sollte man tun?

Niemand empfiehlt, eine Echinokokkuszyste zu punktieren. Für den Fall, daß sie versehentlich punktiert wird, sollten Sie auf eine allergische Reaktion gefaßt sein.
So verlassen wir uns auf die serologischen Tests und punktieren die Flüssigkeitsansammlung nur, wenn es sich um einen Amöbenabszeß handelt. Wenn diese Diagnose bestätigt wird, können wir erwarten, daß der Abszeß unter konservativer Therapie ausheilt, insbesondere, wenn er unter sonographischer Kontrolle aspiriert wurde.
Wenn eine Echinokokkuszyste ausgeschlossen ist, können durch eine Punktion die weniger häufigen, oben aufgeführten Erkrankungen ausgeschlossen werden, nämlich ein nekrotischer oder zystischer Tumor oder eine infizierte Zyste.

Bei Herrn Wisent handelte es sich um einen Amöbenabszeß.

2.3. Herr Mufflon hat mehr oder weniger die gleiche Anamnese wie Herr Wisent. Bei ihm findet sich jedoch keine lokalisierte Raumforderung im rechten Oberbauch. Einige Jahre hat Herr Mufflon Zwergkrokodile an den Ufern des Grünen Nils gezüchtet und an die Handtaschenindustrie verkauft.

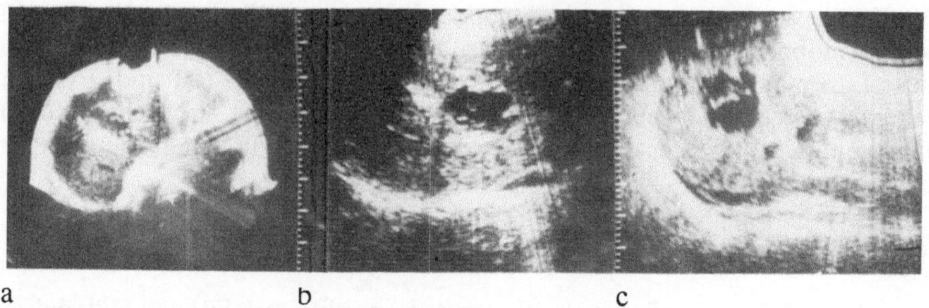

a b c

Abb. 2.3. a Transversalschnitt, **b** Interkostalschnitt, **c** Sagittalschnitt

Die Abb. 2.3a und b (unten) zeigen zentral in der Leber eine echoarme Struktur mit unregelmäßiger Begrenzung (↓) und intrakavitären Echos (weißer Pfeil).

a b

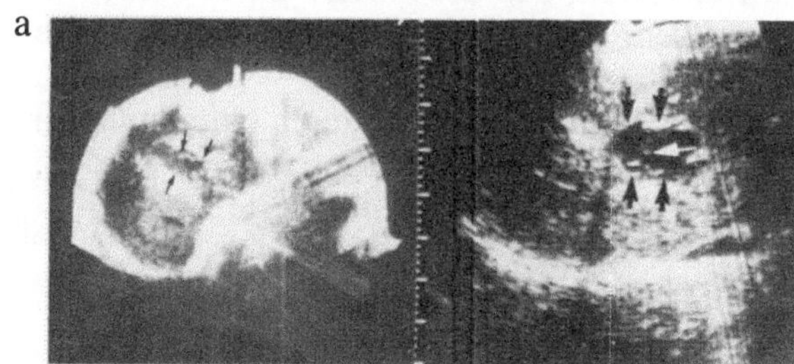

Abb. 2.3a, b

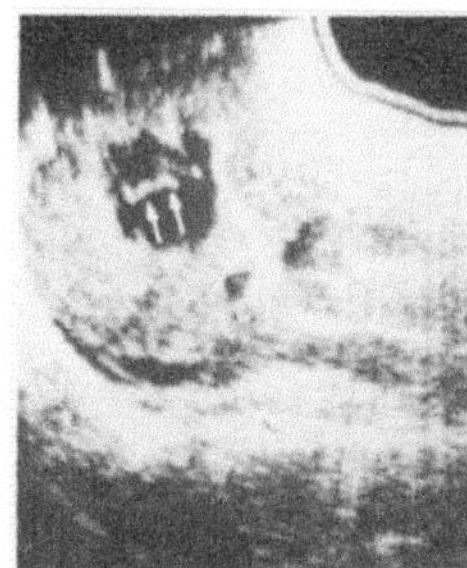

Abb. 2.3c

Der Sagittalschnitt 2.3c läßt ein intrakavitäres Septum erkennen (Pfeile).

Dieses Bild ist fast pathognomonisch für eine ältere Echinokokkuszyste, in der sich die Membran ablöst. Welche weiteren Untersuchungen können die Diagnose sichern?

Zunächst sollte ein CT durchgeführt werden, um Wandverkalkungen zu erkennen[1]. Immunologische Tests bestätigen die Diagnose Echinokokkose. Eine derartige Zyste wird nicht punktiert.
Welche anderen septierten, zystischen Läsionen findet man in der Leber? (Decken Sie die folgenden Zeilen ab, während Sie nachdenken).

- Kongenitale Zysten
- Außergewöhnliche Metastasen, vor allem bei malignen Mesenchymomen
- Zystische Cholangiokarzinome
- Biliäre Zystadenome
- Kavernöse Hämangiome

Diese Erkrankungen stellen sich sonographisch eher gelappt dar als mit unregelmäßigen Septierungen wie in diesem Fall.

1 Große Zystenwandverkalkungen sind sonographisch leichter erkennbar als auf der Abdomennativaufnahme

2.4. Herr Merino hat das Leben voll und ganz genossen. Mit anderen Worten: Er hat sich eine regelmäßige und wiederholte exogene Koronararteriendilatation verschafft und es fertig gebracht, einen erhöhten Vasodilatatorblutspiegel über 40 Jahre aufrechtzuerhalten. Unglücklicherweise hat er nicht nur seine Koronararterien erfolgreich dilatiert, sondern auch seine Leber, die jetzt deutlich den Rippenbogen überragt. Diese Hepatopathie ist recht rasch aufgetreten und verursacht Schmerzen.
Ein sagittaler Schnitt (Abb. 2.4) zeigt, daß die Leber nicht wesentlich vergrößert ist, obwohl sie tastbar ist. Diese Diskrepanz zwischen sonographischem und klinischem Befund ist nicht selten. Es handelt sich um eine zirrhotische Leber, die typischerweise in der Tiefe eine vermehrte Schallabschwächung verursacht (Pfeil unten).

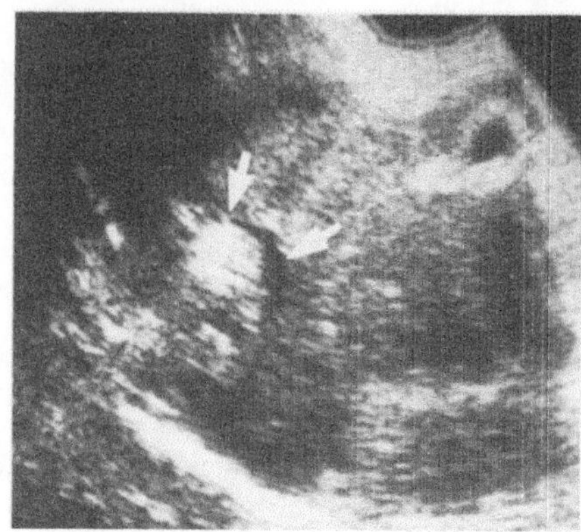

Abb. 2.4. Sagittalschnitt

Sicher haben Sie kranial in der Leber einen großen auffälligen Befund entdeckt (weißer Pfeil, unten).

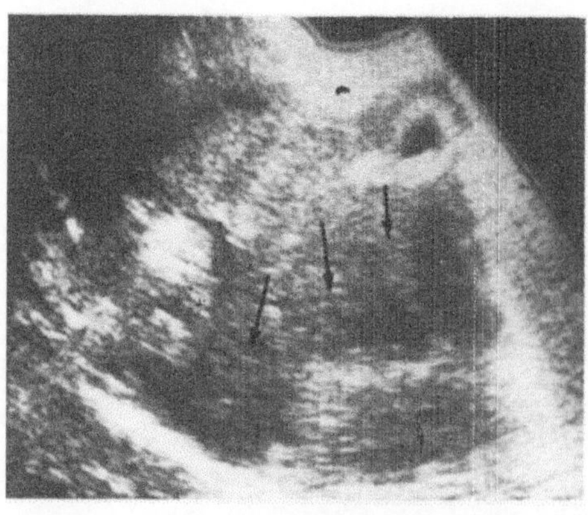

Abb. 2.4

Es handelt sich um einen echoreichen Bezirk mit unregelmäßiger Begrenzung, der mehr oder weniger kokardenförmig ist.

Bei der Leberzirrhose läßt ein derartiges Bild natürlich zunächst an ein Hepatom denken. Sie dürfen jedoch nicht vergessen, daß die Verdachtsdiagnose durch eine histologische Kontrolle erhärtet werden muß. Man kann eine sonographisch geführte Punktion vornehmen, wenn...? (Antwort[1]).

Was halten Sie von der Gallenblase? (Abb. 2.4, vorhergehende Seite).

Sie ist nicht normal (offener Pfeil, unten).

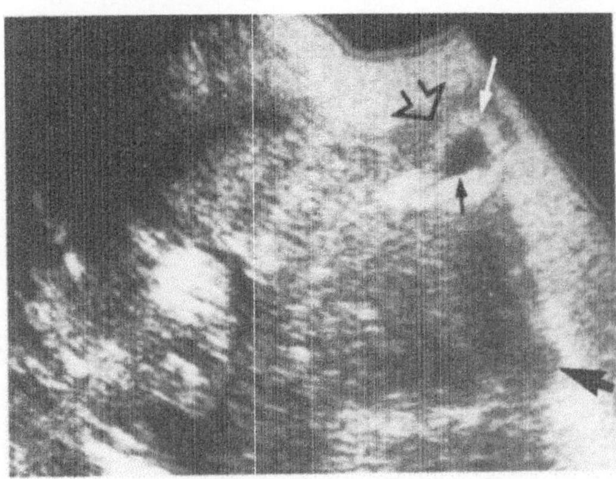

Abb. 2.4

Am Boden der Gallenblase findet sich ein Sediment (kleiner schwarzer Pfeil), der einen Schatten wirft (schwarzer Pfeil). Dieses Phänomen zeigt kleine Gallensteine an. Daneben findet sich eine Verdickung der Gallenblasenwand (weiße Pfeile). Ihre Diagnose heißt also...?

...Akute Cholezystitis.

Die Palpation der Gallenblase unter sonographischer Sicht verursacht dem Patienten jedoch keine Schmerzen. Klinisch deutet nichts auf eine akute Cholezystitis. Es ist wichtig, daran zu denken, daß die Gallenblasenwand auch bei nicht entzündlichen Erkrankungen verdickt sein kann.
Eine Verdickung der Gallenblasenwand tritt bei verschiedenen Erkrankungen auf:

- Akute oder subakute Cholezystitis
- Chronische Cholezystitis
- Akute Hepatitis
- Gallenblasenkarzinom
- Gallenblasenwandödem bei Ascites
- Gallenblasenwandödem bei Stase (Niereninsuffizienz, Herzinsuffizienz, Behinderung des lymphatischen Abflusses)
- Hypoglobulinämie

1 ...wenn die Blutgerinnung normal ist und kein wesentlicher Ascites vorliegt

Das sonographische Bild dieser Gallenblase mit Gallensteinen entspricht ganz offensichtlich nicht einem Karzinom. Das Fehlen von Schmerzen deutet nicht auf eine akute Cholezystitis, und wir haben es mit einer Leberzirrhose zu tun. Daher müssen wir nach Ascites suchen.

Findet sich bei diesem Patienten Ascites (Abb. 2.4)? Ascites findet sich kranial der Leber (weiße Pfeile) und in Morisons Raum (Morison's pouch), d.h. zwischen Leber und Gallenblase auf der einen Seite und dem perirenalen Fett (⇣) auf der anderen Seite.

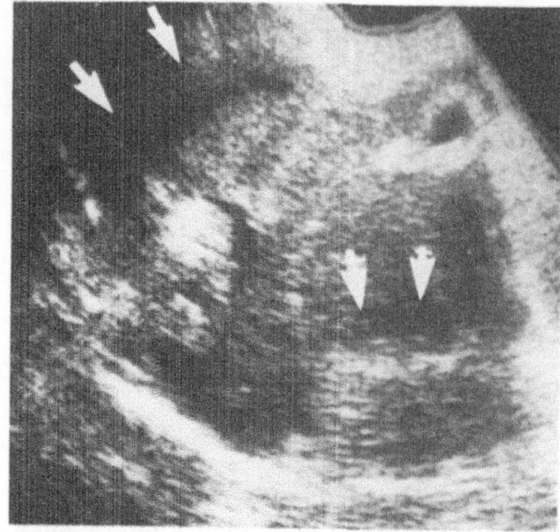

Abb. 2.4

Wie in diesem Fall muß der Befund einer verdickten Gallenblasenwand zur Suche nach sehr kleinen Ascitesmengen veranlassen, wenn eine akute Cholezystitis ausgeschlossen ist.

Wir wissen jetzt, warum diese zirrhotische Leber wie eine Hepatomegalie zu palpieren ist. Sie flottiert im umgebenden Ascites, der sie von der Zwerchfellkuppel nach kaudal verdrängt.

2.5. Frau Adler hat eine Hepatomegalie. Die Leber ist schmerzhaft und druckempfindlich. Sie palpieren eine Vorwölbung der Leberoberfläche.

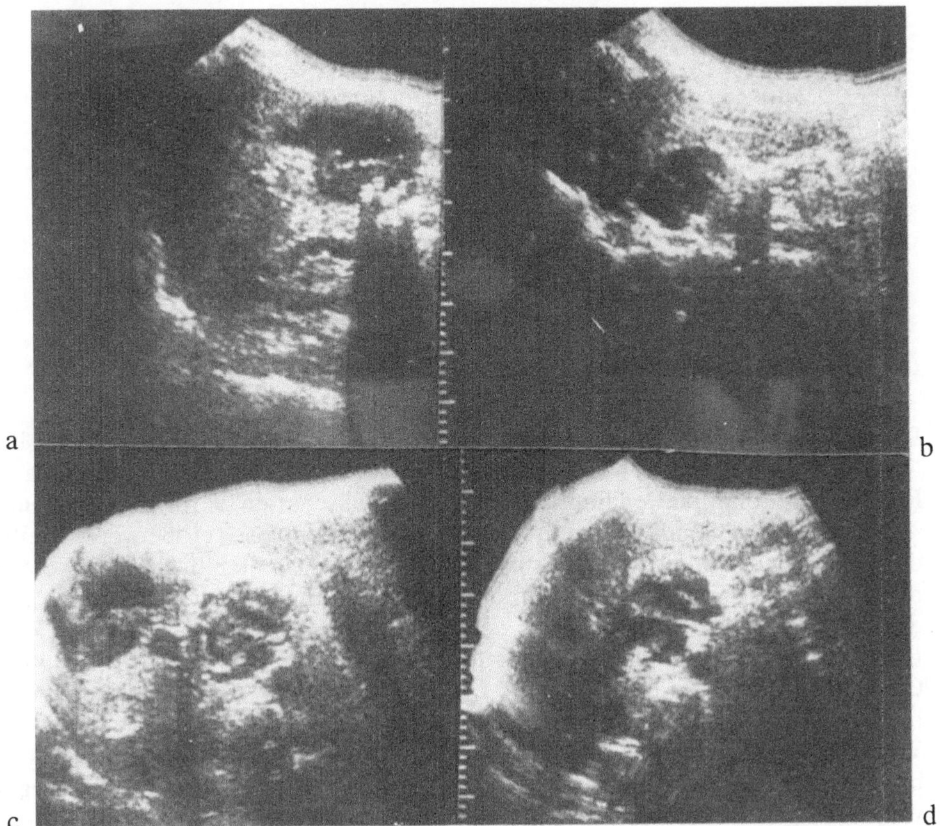

Abb. 2.5. a, b Sagittalschnitte, **c, d** Transversalschnitte

Der sagittale Schnitt in Abb. 2.5a zeigt als Ursache der palpatorisch entdeckten Vorwölbung eine sehr komplexe Struktur (schwarze Pfeile, unten).

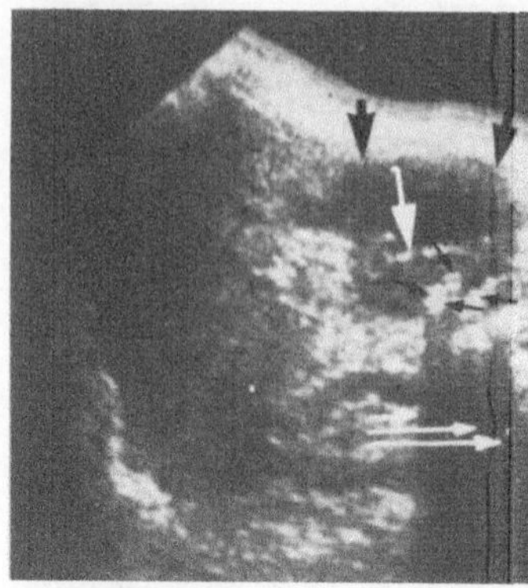

Abb. 2.5c

Dieser Befund entspricht offensichtlich der Gallenblase, die ein völlig ungewöhnliches Bild bietet. Sie ist vergrößert und enthält einige Steine (kleine schwarze Pfeile), die „orgelpfeifenähnlich" dorsale Schallschatten verursachen (dünne schwarze Pfeile). Ein Flüssigkeitsspiegel in der Gallenblase (große weiße Pfeile) deutet auf Sludge und eine Cholestase hin. Die dorsale Gallenblasenwand ventral der Niere und die Wand des Infundibulums sind ungewöhnlich echoreich und dick.

Das Vorhandensein von Sludge deutet auf einen Gallenblasenhydrops. Die Cholelithiasis und die umschriebene Gallenblasenwandverdickung können eine begleitende subakute Cholezystitis andeuten. Der lokalisierte Charakter der Wandverdickung ist mit dieser Diagnose jedoch nicht in Übereinstimmung zu bringen. Daher muß zunächst ein Gallenblasenkarzinom in Betracht gezogen werden.

Wenn wir jetzt den Transversalschnitt betrachten (Abb. 2.5c), erkennen wir diese ungewöhnliche Gallenblase (Pfeile) zwischen Leber und den großen Gefäßen (*a* = Aorta).

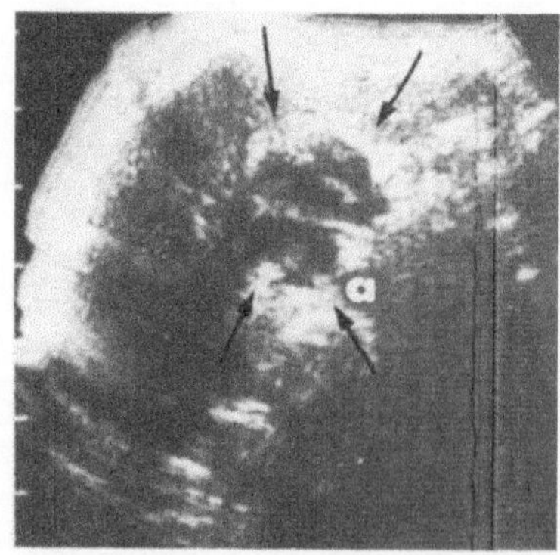

Abb. 2.5a

Darüber hinaus zeigt ein Sagittalschnitt (Abb. 2.5d) eine teilweise nekrotische Raumforderung (gebogener Pfeil, unten) im benachbarten Lebergewebe. Davon unabhängig ist ein kleiner Knoten (↓) zwischen diesen beiden Strukturen abgebildet.

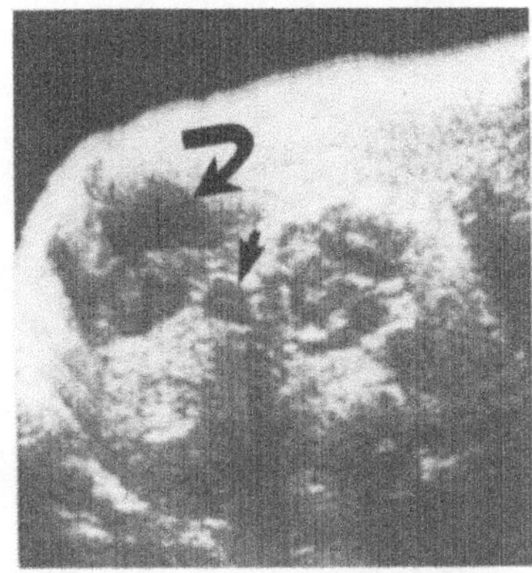

Abb. 2.5d

Unsere Diagnose muß jetzt Gallenblasenkarzinom mit Lebermetastasen heißen. Die Ausdehnung der Erkrankung macht eine chirurgische Therapie unmöglich. Wir können die Diagnose jedoch durch eine sonographisch geführte Leberpunktion sichern. Der CT würde zu einer besseren Abschätzung der lokalen Tumorausdehnung beitragen. Bei dieser älteren Patientin sind weitere Untersuchungen wahrscheinlich nicht ratsam.

Aber ist das alles, was wir sagen können?

Wie Kremlspezialisten sollten wir nicht nur das untersuchen, was zu sehen ist, sondern auch das, was nicht zu sehen ist.
Es ist überraschend, daß ein Gallenblasentumor dieser Größe, der sich bis zum Infundibulum erstreckt, den Ductus hepaticus oder den Ductus choledochus noch nicht involviert. Auf keinem Schnitt ist eine Dilatation der intrahepatischen Gallengänge zu erkennen. Aus diesem Grunde handelt es sich bei der Raumforderung in der Leber wahrscheinlich um Metastasen und nicht um den invasiv wachsenden Primärtumor.

2.6. Frau Geier leidet auch an einer schmerzhaften Hepatomegalie.

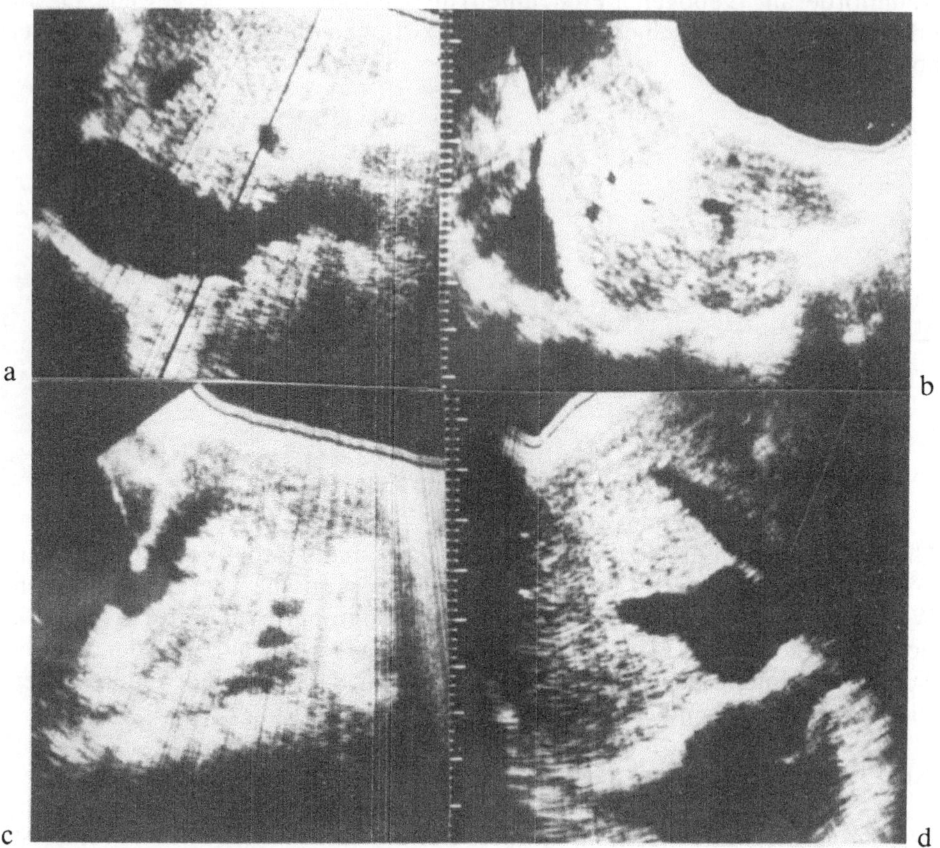

Abb. 2.6. a–c Sagittalschnitte, **d** Subkostaler Schrägschnitt

Schauen Sie zunächst den Sagittalschnitt 2.6a an.

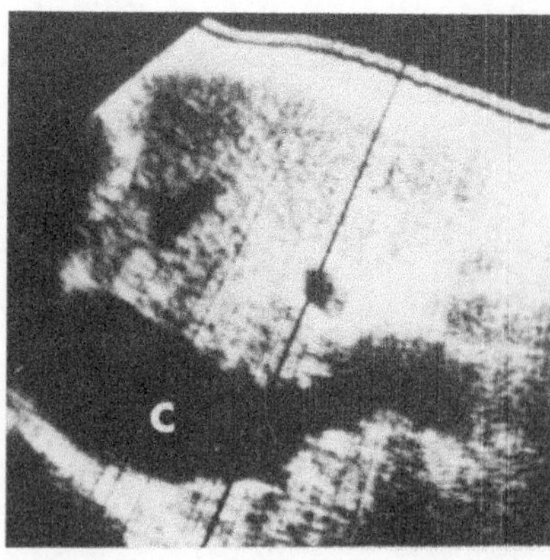

Abb. 2.6a

Sie sollten durch das ungewöhnliche Aussehen der Vena cava beeindruckt sein: Das Gefäß ist dilatiert. In der Real-time-Untersuchung zeigt sie sich völlig akinetisch, d.h. ohne inspiratorischen Kollaps. Damit kann man sofort die Diagnose einer zentralvenösen Drucksteigerung durch eine Rechtsherzinsuffizienz stellen. Auch die Lebervenen sind erheblich dilatiert (Abb. 2.6d, offene Pfeile, unten), wie auf einem Schrägschnitt durch den Oberbauch zu erkennen ist. Die Dilatation der Lebervenen findet sich auch auf Sagittalschnitten (Abb. 2.6a und c). Zusätzlich stellt der Schrägschnitt eine retrohepatische Flüssigkeitsansammlung dar (gebogener Pfeil).

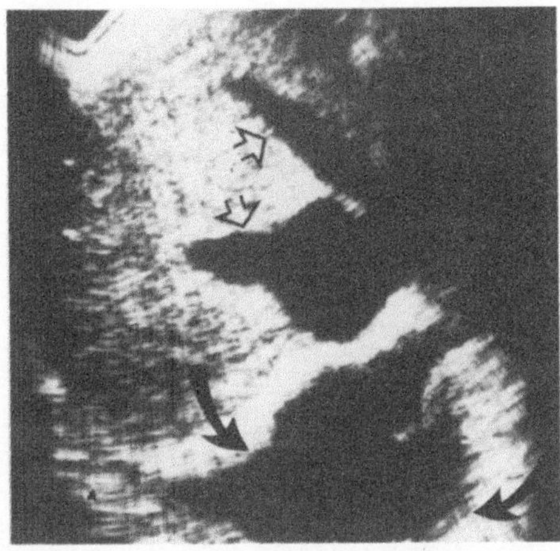

Abb. 2.6d

Ein derartiges Bild haben wir bereits in Abb. 1.1a und b gesehen. Es handelt sich um einen rechtsseitigen Pleuraerguß, der auf dem Sagittalschnitt 2.6b ganz klar oberhalb des Zwerchfells zu erkennen ist. Derartig ausgeprägte Rechtsherzinsuffizienzen sollten immer nach kleinen Mengen von Ascites suchen lassen. Zusätzlich ist es ratsam, das Herz im Real-time-Verfahren zu untersuchen, um die Größe der einzelnen Herzkammern zu erfassen, den Bewegungsablauf des Myokards und der Herzklappen zu beurteilen und um einen Perikarderguß zu erkennen.

Kapitel 3

Zwei weitere Fälle von Hepatomegalie

3.1. Herr Kodiak klagt über Schmerzen im rechten Oberbauch. Er hat Gewicht verloren. Bei der Palpation findet sich eine vergrößerte Leber mit glatter Oberfläche.

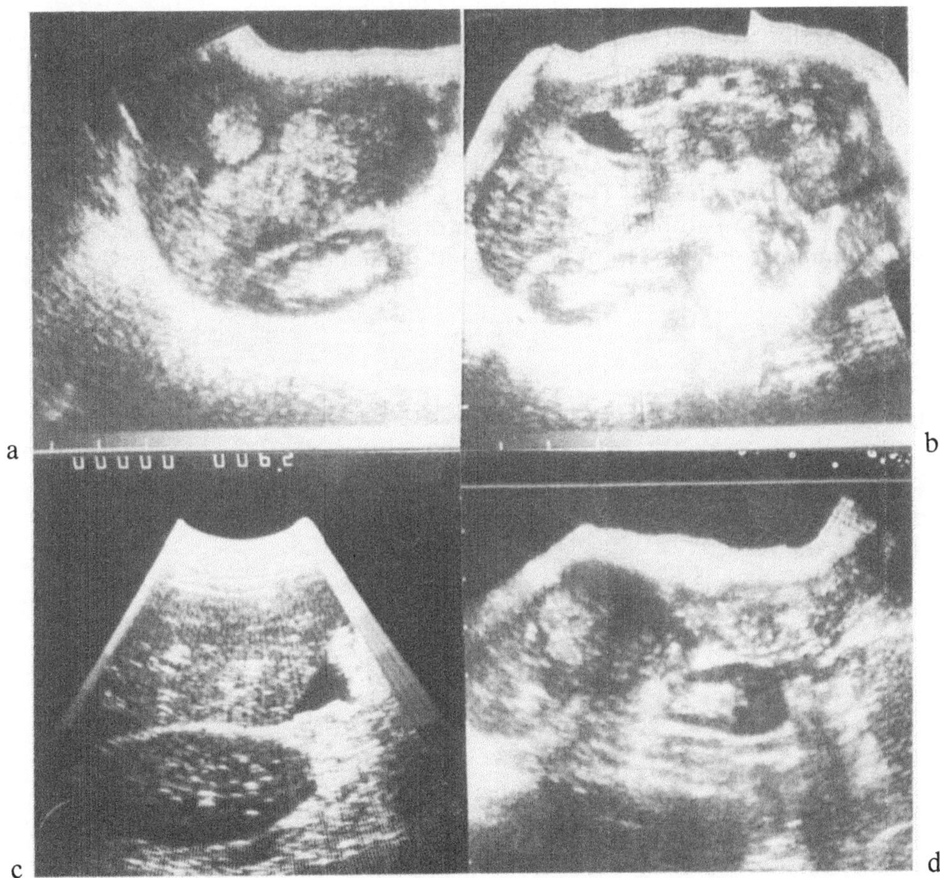

Abb. 3.1. a Sagittalschnitt, **b** Transversalschnitt, **c** rechtsseitiger Interkostalschnitt, **d** Schnitt in der Frontalebene

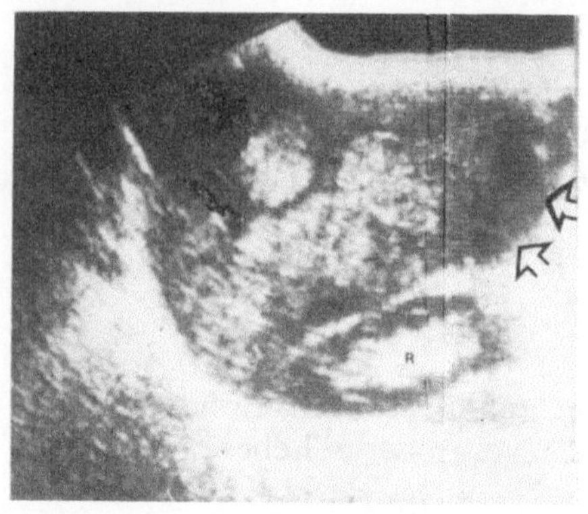

Abb. 3.1a

Ein sagittaler Schnitt (Abb. 3.1a, oben) zeigt, daß sich die Leber eindeutig über den unteren Pol der rechten Niere hinaus nach kaudal erstreckt *(R)*. Die Binnenstruktur der Leber ist sehr unregelmäßig und weist echoreiche Areale, kokardenförmige Areale und ganz unregelmäßig strukturierte Areale auf. Der Unterrand der Leber ist abgerundet (Leberrandzeichen, offene Pfeile) und wölbt sich vor (Buckelzeichen). Diese beiden Charakteristika weisen auf eine Metastasenleber. Die pathologische Struktur des linken Leberlappen läßt sich auch auf einem horizontalen (frontalen) Schnitt darstellen (Abb. 3.1d, S. 29).

Der folgende Transversalschnitt 3.1b...

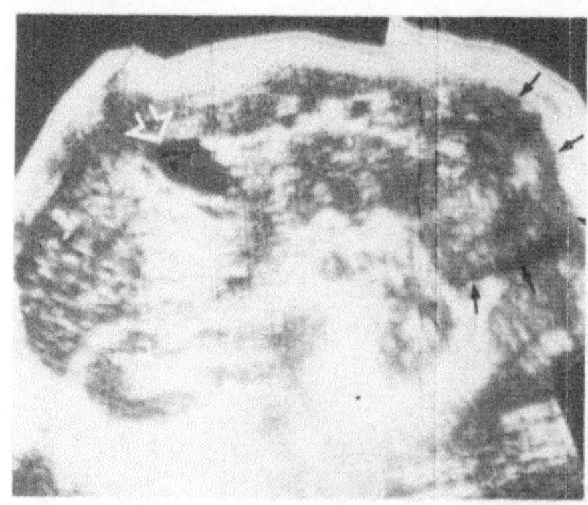

Abb. 3.1b

...bestätigt die ausgeprägte Hepatomegalie, die insbesondere den linken Leberlappen betrifft, dessen Begrenzung (↓) ungewöhnlich abgerundet erscheint. Das ovale, echofreie Areal im rechten Leberlappen entspricht der transversal angeschnittenen Gallenblase (offener Pfeil).

Aber was noch?

Dorsal der Gallenblase ist ein schmaler Flüssigkeitsstreifen zu erkennen (Abb. 3.1b, unten ↑).

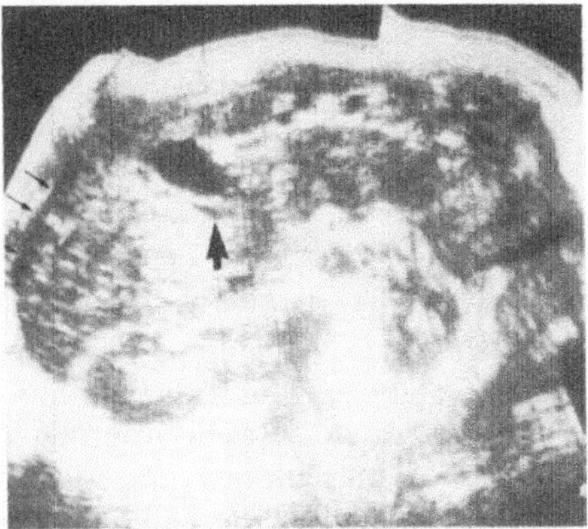

Abb. 3.1b

Ascites findet sich auch zwischen Leber und Gallenblase, die in einer sehr tiefen Fossa vesicularis liegt. Etwas Flüssigkeit ist auch rechts zwischen der Leber und der Bauchwand (Abb. 3.1b, Seite 30, Abb. 3.1b, Seite 31, kleine Pfeile). Wenn ein interkostaler Zugang benutzt wird, erscheint der Ascites deutlicher (Abb. 3.1c). Er findet sich zwischen der Leber und den im Ascites schwimmenden Dünndarmschlingen (Pfeil, unten).

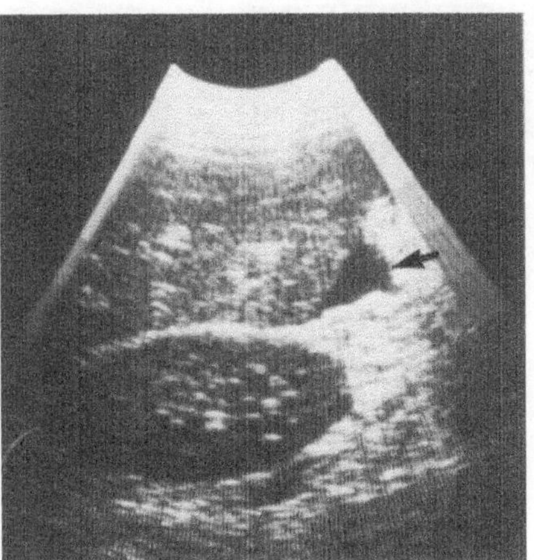

Abb. 3.1c

Können wir uns jetzt zurücklehnen und entspannen? Nicht so schnell. Sehen Sie sich noch einmal die Abb. 3.1b (oben und Seite 32) an.

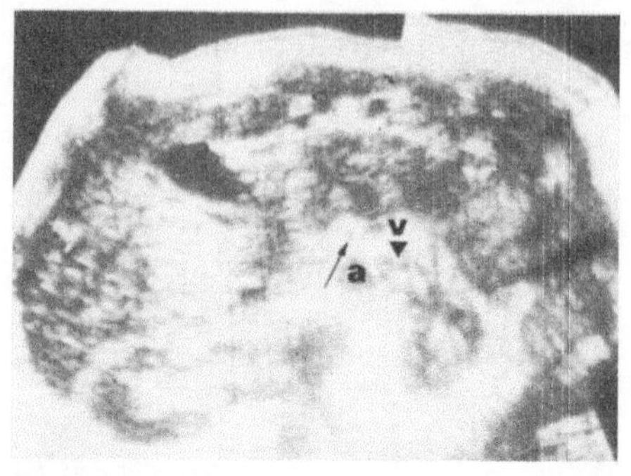

Abb. 3.1b

Sie können hier die Aorta *(a)*, die Nierenvene *(v)* und ventral der Aorta die quer angeschnittene A. mesenterica superior erkennen (↑). Das Vorhandensein dieser Gefäße zeigt uns, daß wir uns in Höhe des Pankreas befinden. Es handelt sich also bei der Raumforderung (schwarze Pfeile, Abb. 3.1b, unten), die zwischen A. mesenterica superior und der Leber liegt, um einen Pankreasprozeß. Eine entzündliche Genese könnte man vermuten, wenn diese Raumforderung den einzigen Befund darstellen würde. Der Ascites könnte auf eine Pankreasnekrose zurückgeführt werden. Aber vergessen Sie nicht die Lebermetastasen – sie stützen die Diagnose eines ausgedehnten Pankreaskarzinoms. Und wenn Sie noch einmal die Leberstruktur betrachten, werden Sie eine Erweiterung der intrahepatischen Gallenwege erkennen, die besonders gut im rechten Leberlappen zu erkennen ist (kleine weiße Pfeile, unten).
Bevor wir das weitere Vorgehen besprechen, eine letzte Frage: Was entspricht dem Areal, das in Abb. 3.1b (unten) durch einen offenen Pfeil markiert ist?

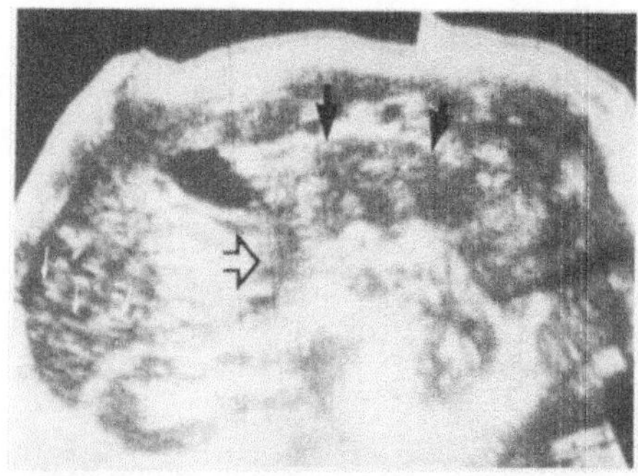

Abb. 3.1b

Es handelt sich um den dorsalen Schallschatten einer Gasblase in der Pars descendens duodeni.
Wir wollen jetzt das weitere Vorgehen betrachten. Wenn keine Lebermetastasen oder Ascites vorhanden wären, müßte die Raumforderung im Pankreas punktiert werden, um die Malignität zu sichern. Bei Herrn Kodiak ist eine Punktion wahrscheinlich fakultativ, da man sich bei der Ausdehnung des Prozesses eine aktive Therapie nur schwer vorstellen kann. Eine palliative externe Gallenwegsdrainage sollte nach Eintreten des Ikterus angelegt werden. In jedem Fall sollte man jedoch eine sonographisch geführte Punktion durchführen, wenn eine intravenöse oder intraarterielle Chemotherapie geplant ist.

3.2. Frau Baribal beklagt sich über eine Zunahme des Bauchumfangs. Ihr Abdomen ist vergrößert, wobei die Leber an dieser allgemeinen Tendenz partizipiert.

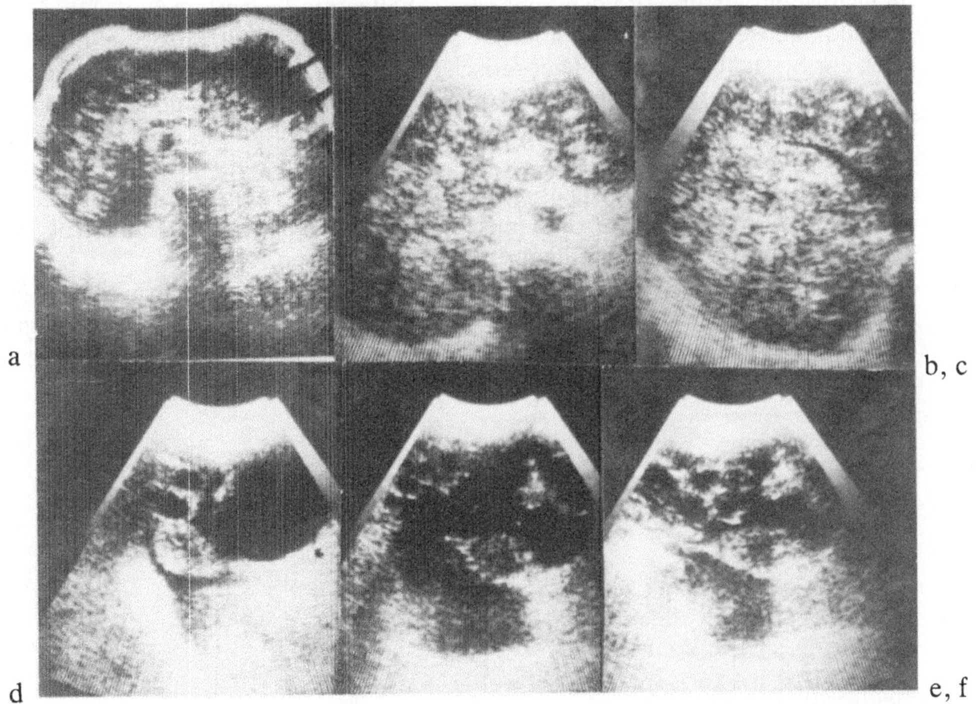

Abb. 3.2. a, b Transversalschnitte, **c** Schrägschnitt in Rückenlage, **d–f** Transversalschnitte in Höhe des Beckens

Schauen Sie sich die Transversalschnitte durch die Leber an (Abb. 3.2a oben, danach unten).

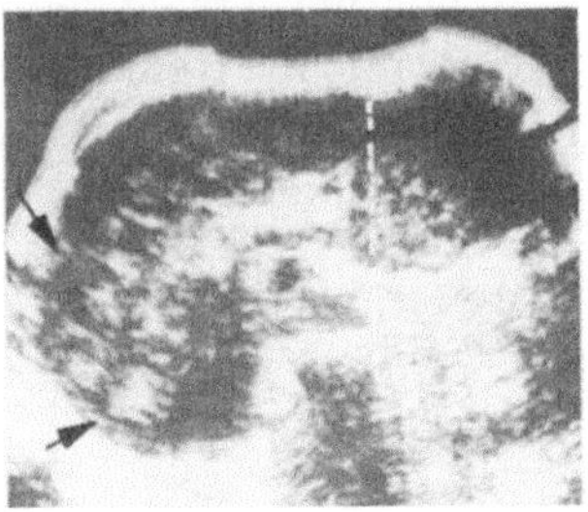

Abb. 3.2a

Ist die Leber vergrößert?

Ja, der linke Leberlappen ist eindeutig vergrößert (Tangentenzeichen[1]).

Die Leber zeigt eine knotige Binnenstruktur (↓). Es handelt sich um noch ein Beispiel von Lebermetastasen, deren verschiedene morphologische Erscheinungsformen wir in den vorhergehenden Fällen studieren konnten. Die Differentialdiagnose dieser disseminierten knotigen Strukturen wurde schon weiter oben zur Sprache gebracht. Theoretisch muß man zu dem Problem noch das der fokalen nodulären Hyperplasie, das der seltenen gutartigen Tumoren und das der chronischen aktiven Hepatitis anfügen. Auch ein Echinokokkus alveolaris muß in Betracht gezogen werden, aber mit dieser Parasitose sollten wir uns nicht aufhalten, da sie nur in eng umschriebenen Gebieten in Zentraleuropa und Alaska vorkommt. Das Vorhandensein einiger kokardenähnlicher Strukturen erlaubt es, diese Differentialdiagnosen auszuschließen.
Die noduläre Echostruktur der Leber wird auch auf dem Schrägschnitt 3.2c (unten) wiedergegeben, der auch einige echoarme Areale und eine Verdrängung der medialen Lebervene zeigt (Pfeil).

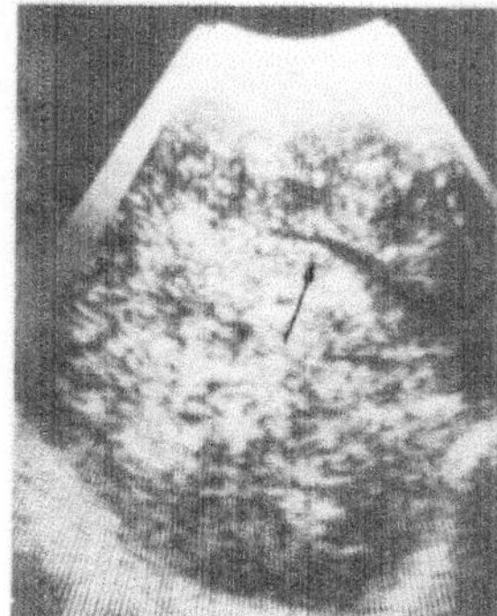

Abb. 3.2c

Wir haben jetzt die verschiedenen Zeichen der Lebermetastasen kennengelernt:

Konturzeichen
- Buckelzeichen
- Leberrandzeichen

Strukturzeichen
- Echoarme Areale
- Echoreiche Areale
- Kokardenförmige Areale
- Feldförmige Muster

---

1 Der Sagittaldurchmesser des linken Leberlappens beträgt in Höhe der linken sagittalen Tangente zur Wirbelsäule mehr als 5 cm

Was sollten wir uns jetzt ansehen?

Die Nieren: Sie sind normal. Das Pankreas: Auch hier ist kein pathologischer Befund zu erheben. Dann sehen wir uns das Becken auf parallelen Transversalschnitten an (Abb. 3.2d–f, Seite 33, danach Seite 35).

d, e

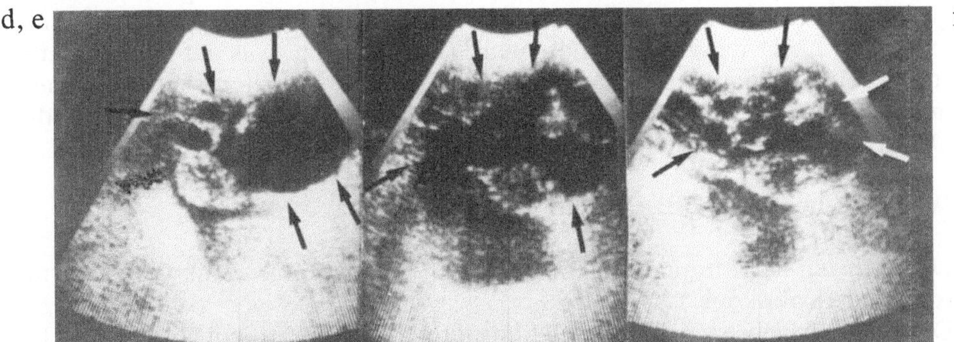

f

Abb. 3.2d–f

Hier ist eine mehrkammrige Flüssigkeitsansammlung zu erkennen (↓). Das Bild verführt dazu, auf einen mehrkammrigen Ovarialtumor zu schließen. Beim jetzigen Stand unserer Untersuchung könnten wir also die Diagnose eines Ovarialkarzinoms mit Lebermetastasen stellen, bei dem Ascites oder eine Ureterkompression nicht vorliegen.

Wir sind schon wieder zu voreilig gewesen. Daneben haben wir auch vergessen, daß nach einer ersten makroskopischen Untersuchung eine genaue Diagnose ohne zytologische und histologische Kontrolle nicht gestellt werden darf. Wir wollen uns noch einmal die Abb. 3.2e unten ansehen.

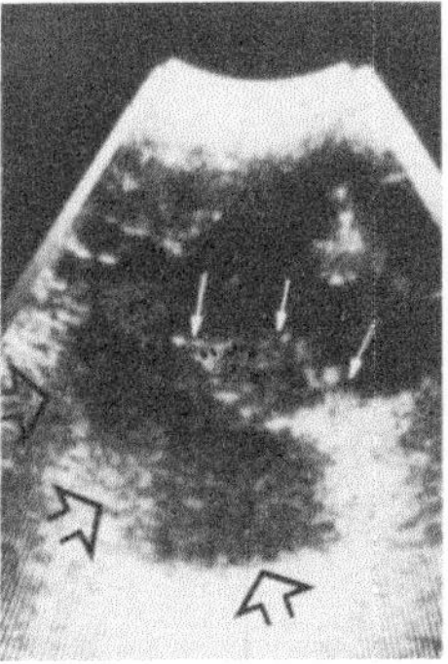

Abb. 3.2e

Erinnert Sie die Struktur, die durch die kleinen weißen Pfeile markiert ist, nicht an etwas? Es handelt sich um das klassische Bild eines Uterus mit den Ligamenta lata, wie es auch bei einem Pneumoperitoneum auf der Röntgenaufnahme zu sehen ist. Die Flüssigkeit dorsal des Uterus (offene Pfeile) markiert den Douglasschen Raum. Es ist klar, daß der Uterus nicht in einem Ovarialtumor liegen kann. Was wir also sehen, ist nicht ein Ovarialtumor – wenigstens nicht ein großer Ovarialtumor, der das gesamte Becken ausfüllt. Die septierte Struktur entspricht Ascites zwischen adhärenten Darmschlingen, was auf Beckenmetastasen bei unbekanntem Primärtumor schließen läßt. Ein Uteruskarzinom kann man ausschließen. Das durch den Ascites exzellente Schallfenster ließe ein die Organgrenzen überschreitendes Uteruskarzinom erkennen.

Welche weitere diagnostische Maßnahme wäre indiziert?

Die nächsten Schritte sind Laparaskopie mit Biopsie und Kolonkontrasteinlauf (oder eine Koloskopie).
Die Schlußdiagnose bei dieser Patientin lautete: Sigmakarzinom mit Lebermetastasen und peritonealer Metastasierung.

Kapitel 4

Ein geologisches Kapitel

Herr Buschmeister, Frau Kupferkopf und Frau Schararaka klagen über Schmerzen im rechten Oberbauch.

4.1. Herr Buschmeister fühlt sich nicht nur schlecht, er hat auch mäßiges Fieber. Ein nahezu sagittaler Schnitt durch den rechten Oberbauch zeigt eine normale Leber, aber ganz augenscheinlich...

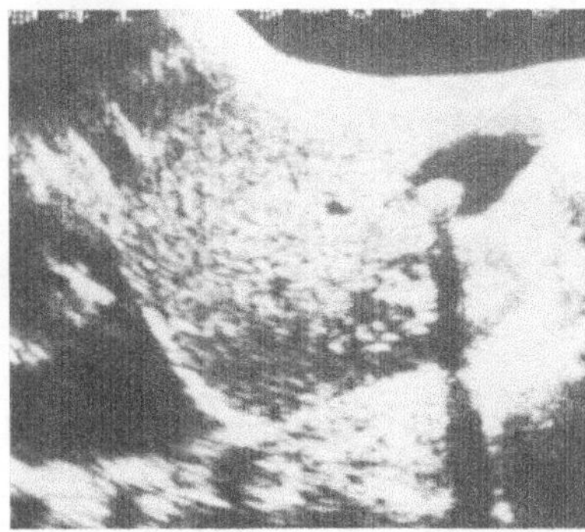

Abb. 4.1

...liegt eine Cholecystolithiasis (→, unten) mit einem stattlichen Schallschatten dorsal des Steines vor (offener Pfeil).

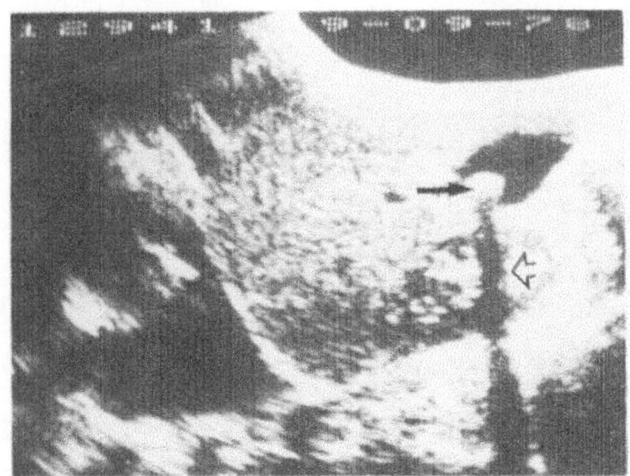

Abb. 4.1

Liegt dem Fieber eine Entzündung der Gallenblase zugrunde?

Nein. Denn wir finden weder eine Dilatation, noch eine Stase, noch...?

...noch eine Verdickung der Gallenblasenwand.

War die Manipulation mit dem Schallkopf für den Patienten schmerzhaft? War die Palpation der Gallenblase unter sonographischer Kontrolle schmerzhaft? Für Herrn Buschmeister kann man beide Fragen verneinen.

Woher kommt dann das Fieber?

Ohne Zweifel haben Sie bemerkt, daß...

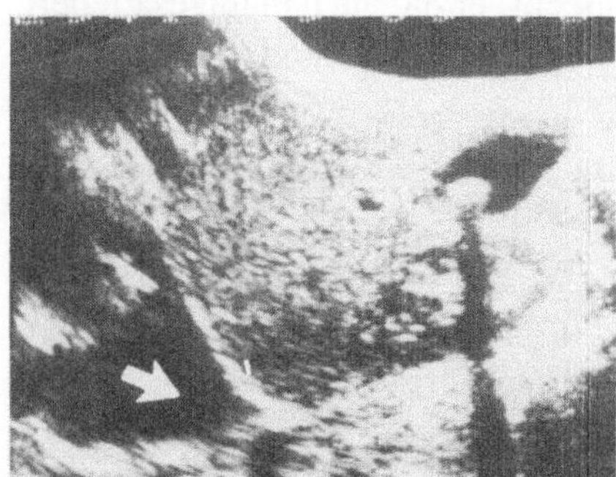

Abb. 4.1

...ein Pleuraerguß (↓ oben) vorliegt, der sich als supradiaphragmal gelegenes, echoarmes Areal darstellt. Die dorsale Thoraxwand ist zu sehen, die ohne Pleuraerguß nicht erkennbar wäre. Die fehlende Dilatation der Lebervenen und die Untersuchung der V. cava zeigen, daß der Erguß nicht kardial bedingt ist. Die Cholecystolithiasis ist sicherlich für den Schmerz des Patienten verantwortlich. Davon unabhängig finden wir aber noch einen Pleuraerguß.

4.2. Frau Kupferkopf hat ebenfalls Schmerzen im Oberbauch.

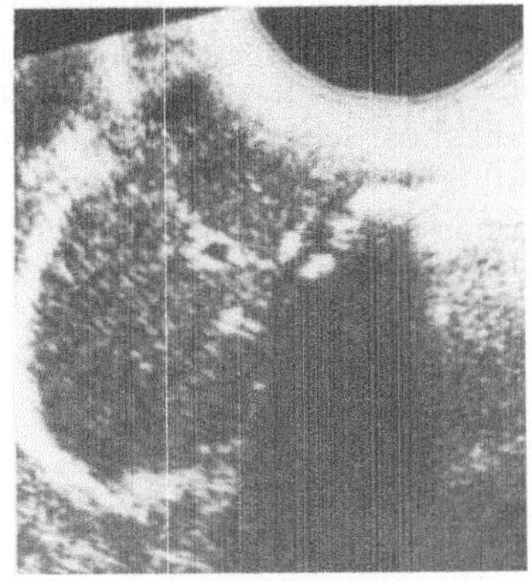
Abb. 4.2

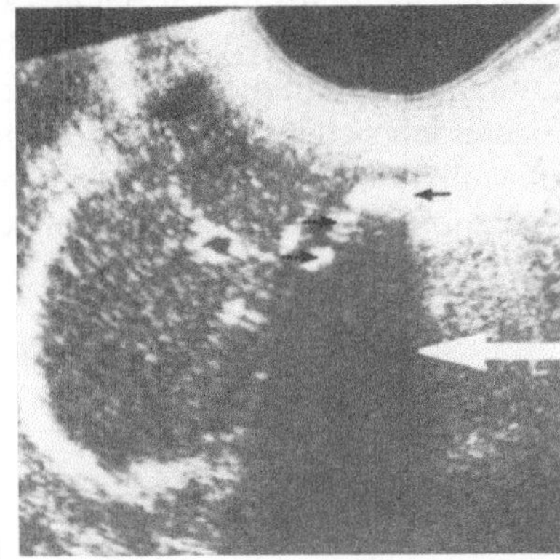
Abb. 4.2

Dieser Sagittalschnitt zeigt sehr ausdrucksvoll eine Cholecystolithiasis. Diesmal finden sich multiple harte Reflexe (→ oben), die einen breiten Schallschatten werfen (weißer Pfeil). In diesem geologischen Kapitel haben Sie also schon wieder einige Steine ausgegraben.
Die Dicke der Gallenblasenwand ist normal. Eine besondere Druckempfindlichkeit unter sonographisch gezielter Palpation besteht nicht. Wir finden also weder objektiv noch subjektiv einen Hinweis für eine Cholecystitis.

Schauen wir uns den nächsten Fall an.

Nicht so schnell, sagen Sie. Und Sie haben recht: Es ist noch etwas sehr Wichtiges zu erkennen.

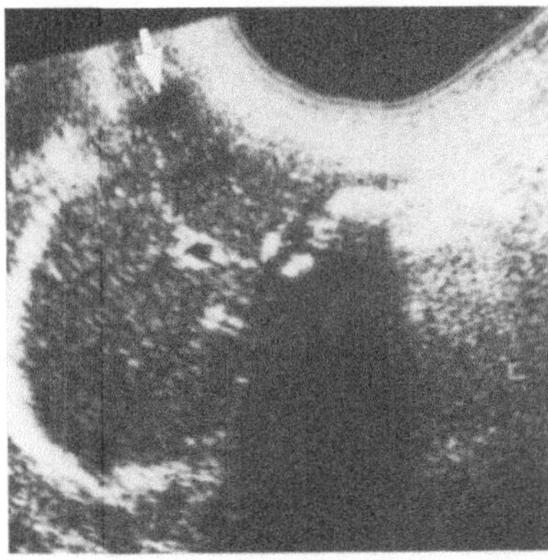
Abb. 4.2

Wir finden einen schmalen Flüssigkeitssaum sehr weit ventral unter dem Zwerchfell (↓ oben).
Das Vorhandensein von Ascites können wir bestätigen, indem wir andere Areale untersuchen, in denen sich erfahrungsgemäß noch kleine Mengen von Ascites finden. Versuchen Sie, diese Areale aufzuzählen, bevor Sie unten nachsehen[1].
Es handelt sich also um ein bedeutenderes diagnostisches Problem als die einfach zu stellende Diagnose einer Cholecystolithiasis. Bei dieser Patientin lag ein Karzinom des Colon ascendens vor, das bis zu diesem Zeitpunkt nicht bekannt war, und das peritoneal metastasiert hatte.

---

1 a) Morisons Raum (Morison's pouch), b) perihepatisch, c) zwischen Gallenblase und Leber, d) perisplenisch, e) Bursa omentalis, f) parakolisch, g) Douglasscher Raum

4.3. Frau Schararaka hat ebenfalls Schmerzen im rechten Oberbauch. Außerdem hat sie Fieber.

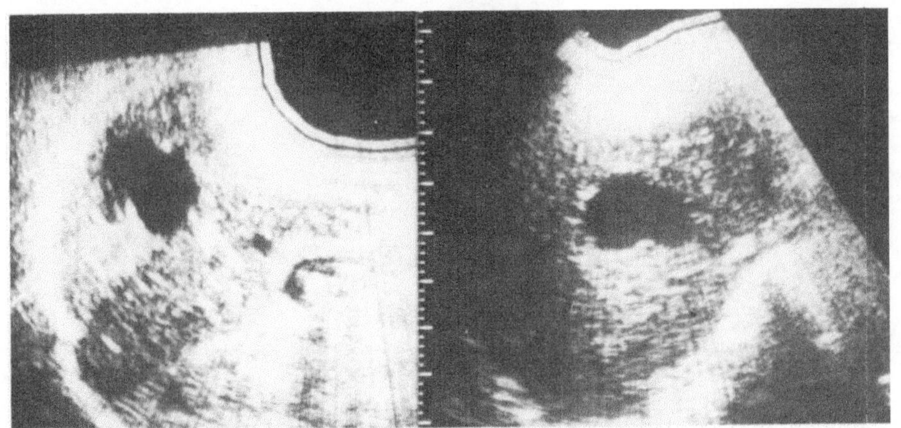

Abb. 4.3. a Sagittalschnitt durch den rechten Oberbauch, **b** Transversalschnitt

Ohne Zweifel haben Sie das große, echofreie Areal im linken Leberlappen erkannt (Abb. 4.3a und 4.3b, offene Pfeile, unten).

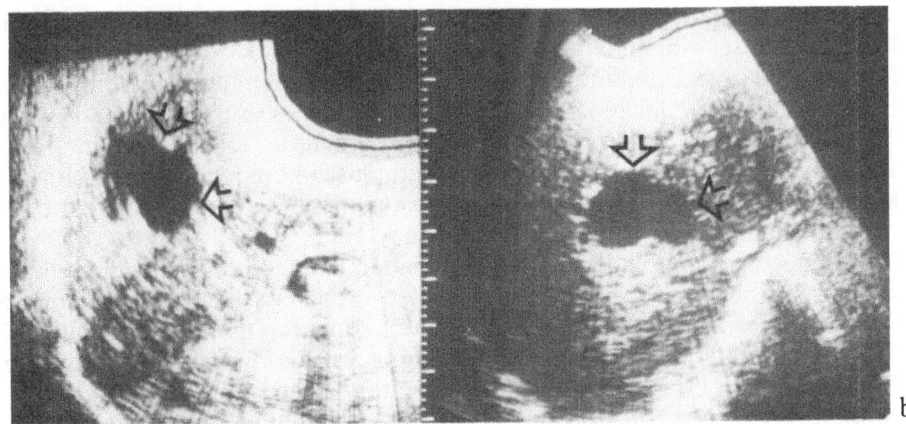

Abb. 4.3a, b

Ist diese Struktur für den Zustand der Patientin verantwortlich? Wahrscheinlich! Wir finden jedoch auch...

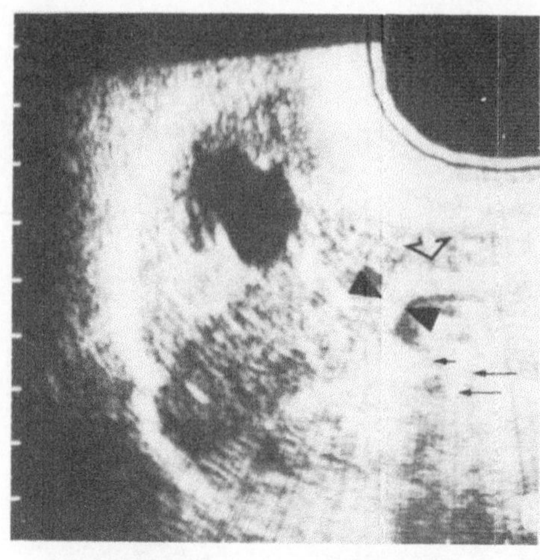

Abb. 4.3a

...eine anomale Gallenblase (offener Pfeil, oben). Sie ist klein und mit zahlreichen Steinen angefüllt. Dorsal der Steine sind orgelpfeifenähnliche Schallschatten zu erkennen (←). Die Gallenblasenwand ist verdickt (Pfeilspitzen) und hat einen echoarmen Saum. Schließlich verursacht die Applikation des Schallkopfs auch Schmerzen.
Wir müssen also eine akute Exazerbation (Schmerz, verdickte Wand) einer chronischen Cholecystitis (kleine Gallenblase, Gallensteine) vermuten. Und was entspricht der intrahepatischen, echofreien Struktur? Es könnte sich um eine nekrotische Metastase handeln. Genauso gut könnte es ein zystischer Tumor, ein kavernöses Hämangiom, ein Abszeß, eine Echinokokkuszyste, eine solitäre Leberzyste oder eine biliäre Zyste sein.
Man könnte eine Computertomographie mit Kontrastmittelgabe durchführen. Eine periphere Dichtezunahme würde für einen nekrotischen oder zystischen Tumor sprechen, eine verzögerte und prolongierte Dichtezunahme für ein kavernöses Hämangiom. Computertomographisch könnten in einer Echinokokkuszyste periphere Verkalkungen zu erkennen sein, die auf konventionellen Abdomenübersichtsaufnahmen übersehen werden.
Nachdem eine Echinokokkose und ein Angiom ausgeschlossen sind, punktieren wir den Prozeß entweder intraoperativ, oder – wenn eine Cholecystektomie nicht sofort in Betracht gezogen wird – unter sonographischer Kontrolle. Eine Feinnadelpunktion eines Leberhämangioms verursacht nicht unbedingt eine Blutung, ergibt jedoch zytologisch keine guten Ergebnisse.
In diesem Fall war die Flüssigkeit klar. Die Schlußdiagnose lautete: Solitäre Leberzyste.

4.4. Frau Mamba leidet – Sie haben es erraten – an Schmerzen im rechten Oberbauch und leichtem Fieber. Auswärtige Kollegen, die mit dem Wert der Sonographie weniger vertraut sind, hatten eine intravenöse Cholangiographie veranlaßt, die ergebnislos geblieben war.
Analysieren Sie die vier longitudinalen und den einen transversalen Schnitt der Gallenblase, und denken Sie daran, daß der Longitudinalschnitt 4.4d im Stehen angefertigt wurde.

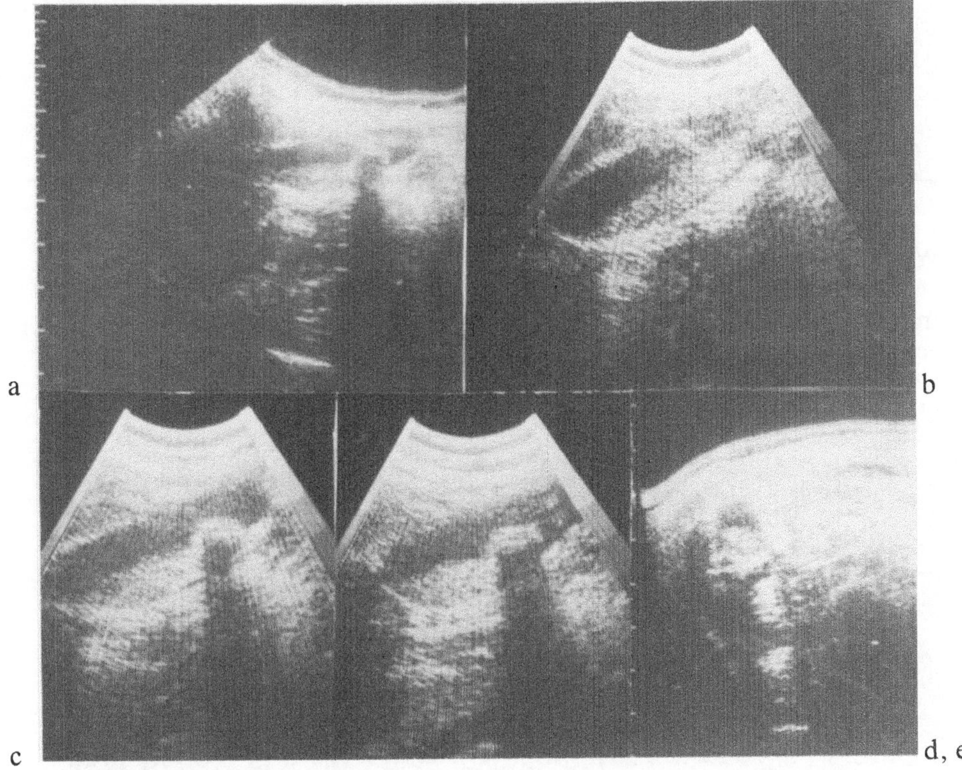

Abb. 4.4. a–c Longitudinalschnitte, **d** Longitudinalschnitt (im Stehen), **e** Transversalschnitt

Diese Gallenblase ist groß. Sie enthält einen Stein (Abb. 4.4a und 4.4c, unten). Die Schallreflexion an der Vorderfläche des Steines verursacht einen Schallschatten, der die zentralen und dorsalen Anteile des Steins und die dahinterliegende Gallenblasenwand verdeckt.

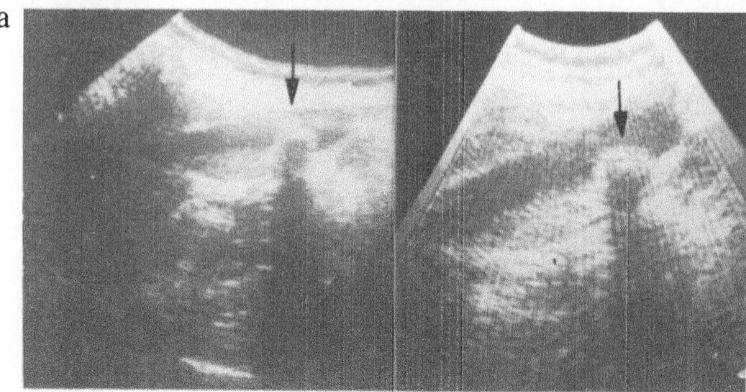

Abb. 4.4a, c

Was fällt Ihnen noch auf?

Innerhalb der Gallenblase ist auf allen Schnittbildern (Abb. 4.4a–e, ↓ unten) ein echoreicher Streifen zu erkennen.

Um was handelt es sich? Um Gallengrieß?

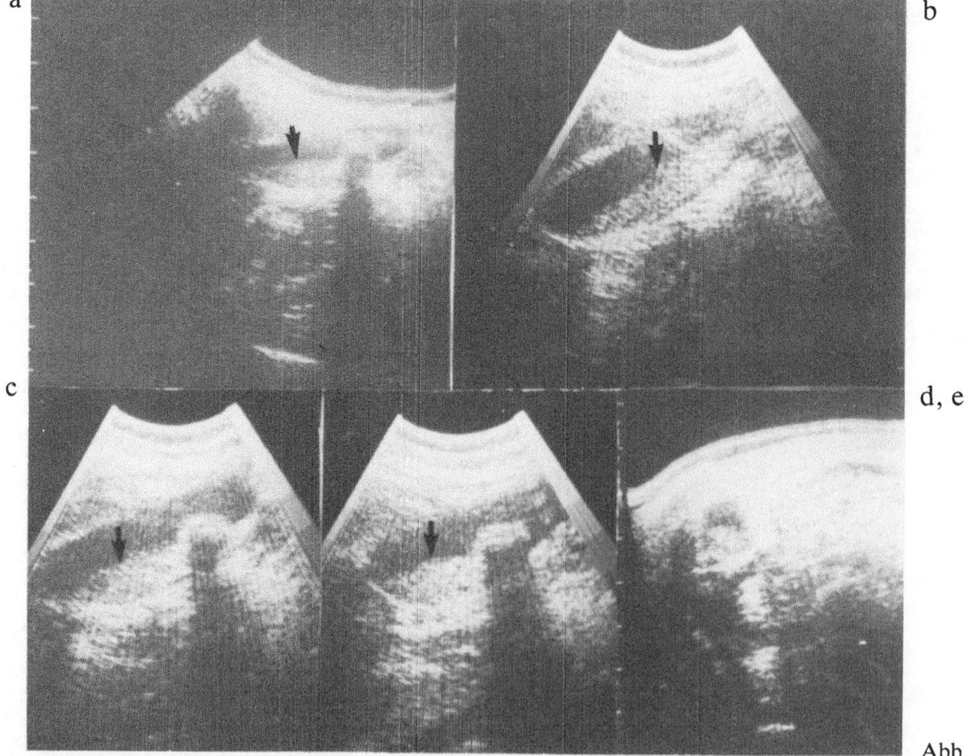

Abb. 4.4a–e

Das ist unwahrscheinlich. Wenn ein derartig dicker, echoreicher Streifen durch Gallengrieß verursacht wäre, müßte ein Schallschatten vorhanden sein. Außerdem sollten kleine Gallensteine im Stehen (Abb. 4.4d) in den Fundus der Gallenblase sinken. Es würde sich ein neuer Spiegel zwischen dem Gallengrieß und der Gallenflüssigkeit ausbilden, der senkrecht zum Spiegel stehen würde, den man im Liegen des Patienten erkennen könnte. Bei dieser Patientin ändert das Sediment seine Lage jedoch im Stehen nicht. Es handelt sich also um eingedickte Galle (sludge), die viele Cholesterinkristalle enthält.
Wir können daher folgern, daß die vergrößerte Gallenblase sich nicht entleert. Wir haben es also mit einem Gallenblasenhydrops mit Steinen zu tun.
Der Verschluß des Ductus cysticus ist auf unseren Schnittbildern nicht erkennbar.
Noch etwas anderes sollte Ihre Aufmerksamkeit bei der Untersuchung im Stehen (Abb. 4.4d) fesseln: Der große Gallenstein verharrt im Stehen an der gleichen Position wie im Liegen, anstatt an den Fundus der Gallenblase zu sinken. Dieser fest verbackene Stein zeigt eine Gallenblasenentzüdnung an. Spricht auch das Aussehen der Gallenblasenwand für eine Entzündung? Ja, die Wand ist dick. Besonders deutlich ist das auf dem Transversalschnitt zu erkennen (Abb. 4.4e, unten ↓).

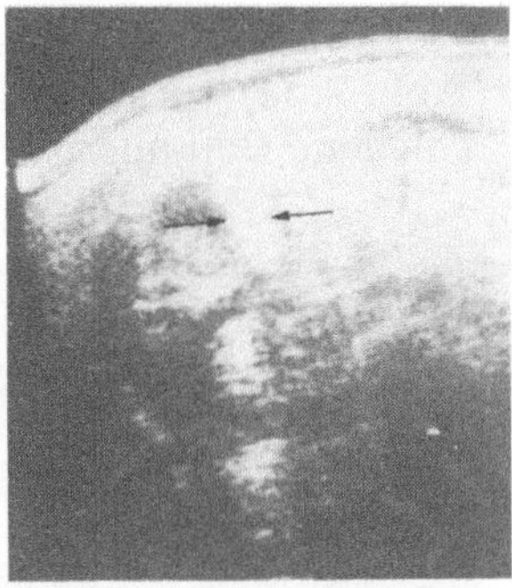

Abb. 4.4e

Das ist so eindeutig, daß wir feststellen können: „Gallenblasenhydrops mit Gallenblasenkonkrement und objektiven Zeichen der akuten Cholecystitis". Die Diagnose wird bestätigt durch unter gezielter sonographischer Palpation auszulösenden Schmerz.

4.5. und 4.6. Frau Natter und Frau Kobra klagen über heftige Schmerzen im rechten Oberbauch. Beide weisen erhöhte Temperaturen auf.

4.5. Frau Natter.

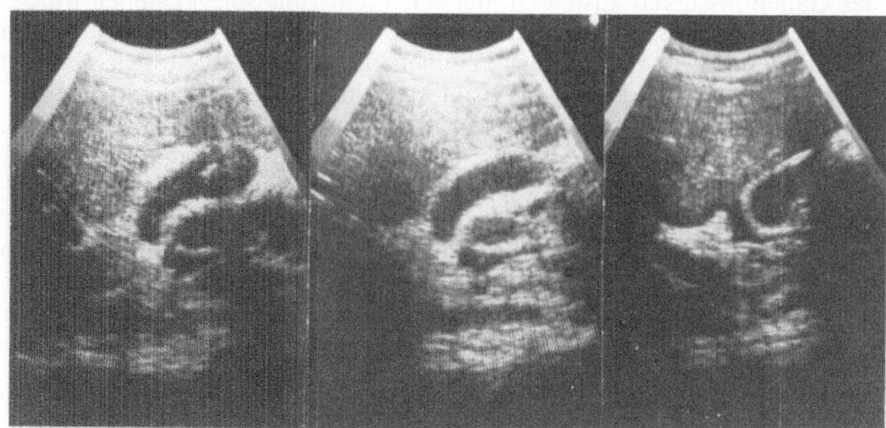

a b, c

Abb. 4.5a–c. Parallele Sagittalschnitte

Das Aufsetzen des Schallkopfes für den Sagittalschnitt durch die Gallenblase (Abb. 4.5a) verursacht lokalisierte Schmerzen. Der Schnitt (unten) zeigt verschiedene Befunde:

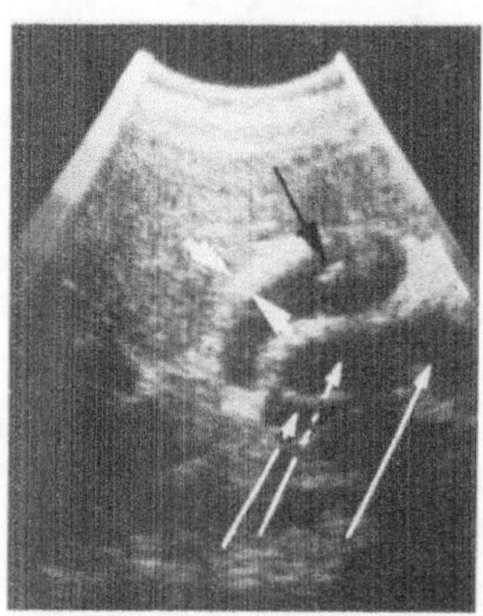

Abb. 4.5a

- Eine deutliche Verdickung der Gallenblasenwand (kleine weiße Pfeile).
- Ein kleiner flottierender Gallenstein (schwarzer Pfeil). Der zugehörige Schallschatten ist gerade eben erkennbar.
- Dorsal der Gallenblase schließlich sind umschriebene Flüssigkeitsansammlungen zu erkennen (lange weiße Pfeile).

Um was handelt es sich bei diesen Flüssigkeitsansammlungen?

Sehen Sie sich Abb. 4.5b und c (oben, danach Seite 47) an.

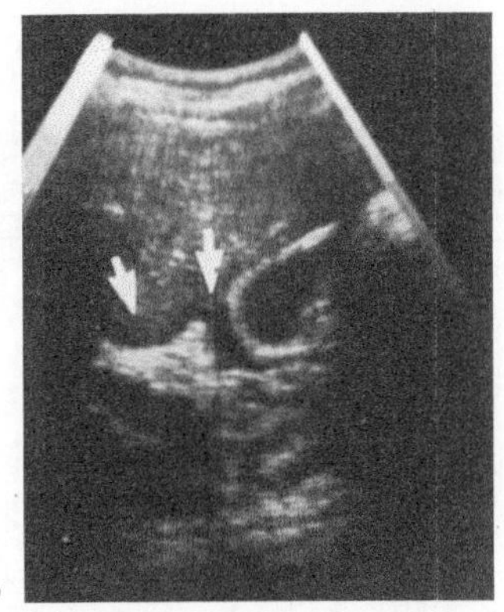

Abb. 4.5b

Auch in der Umgebung dieser lokalisierten Flüssigkeitsansammlungen ist Flüssigkeit zu erkennen (weiße Pfeile). Was wir also erkennen, sind dilatierte, flüssigkeitsgefüllte Dünndarmschlingen bei paralytischem Ileus, die in intraperitonealer Flüssigkeit schwimmen. Ein paralytischer Ileus überrascht bei der akuten Cholecystitis nicht. Der Nachweis intraperitonealer Flüssigkeit zeigt, daß es Zeit ist, das Messer zu schleifen.

4.6. Frau Kobra leidet an der gleichen Erkrankung wie Frau Natter.

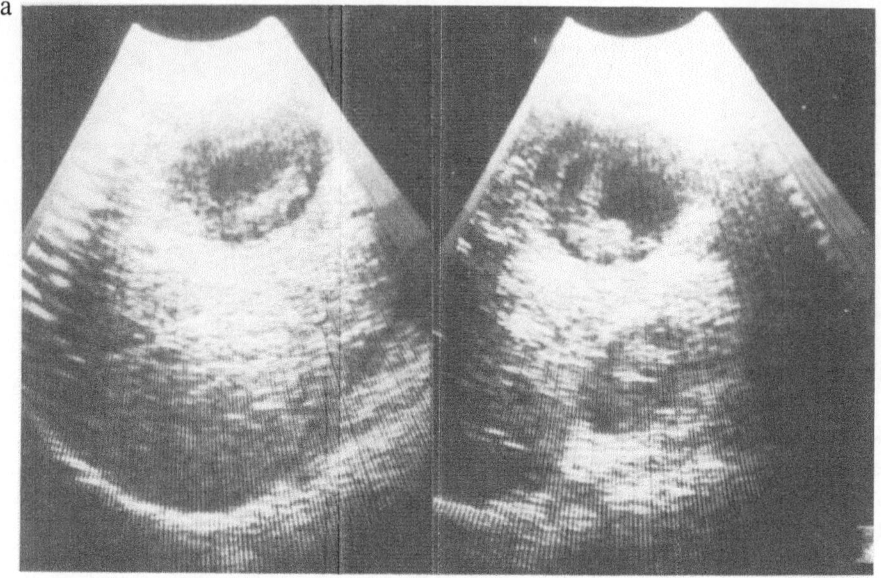

Abb. 4.6a, b

Die gezielte Palpation unter sonographischer Kontrolle verursacht lokalisierten Schmerz. Was zeigen die beiden parallelen Sagittalschnitte (4.6a und b)?
Sie zeigen eine beträchtliche Verdickung der Gallenblasenwand (Pfeilspitzen, Abb. 4.6a, b, unten) und eine Ablagerung am Gallenblasenboden (↓), die eher Sludge als Gallengrieß entspricht.

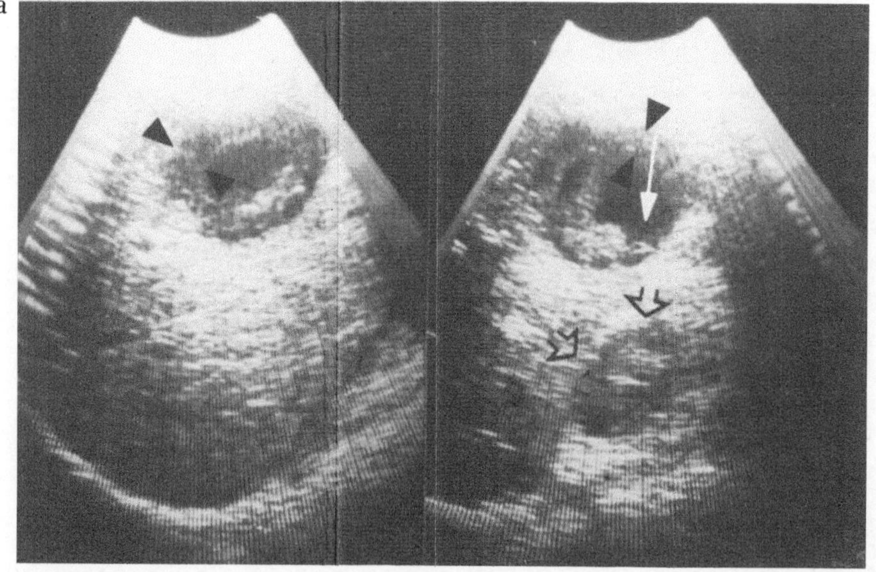

Abb. 4.6a, b

Was bedeutet die kokardenförmige Struktur dorsal der Gallenblase (offene Pfeile, Abb. 4.6b)? Könnte es sich um einen intrahepatischen Prozeß handeln? Tatsächlich handelt es sich einfach um einen marginalen Schnitt der rechten Niere. Während der Real-time-Untersuchung kann man das leicht erkennen.

Wir wollen die Gallenblase noch einmal anschauen. Unter diesem klinischen Bild ist die Verdickung der Gallenblasenwand vereinbar mit der Diagnose einer akuten Cholecystitis. Falls kein Schmerz vorhanden wäre, müßte vor allem an ein Gallenblasenkarzinom gedacht werden. Bei der akuten Cholecystitis muß eine so ausgedehnte Verdickung an eine Gallenblasenwandphlegmone denken lassen, bei der immer das Risiko eines Abszesses in der Umgebung besteht. Echogene Herde in der verdickten Wand entsprechen Gasblasen.
Sie haben also ganz recht, wenn Sie eine beginnende Phlegmone mit Abszeßbildung der Umgebung (↓ Abb. 4.6a, b) diagnostizieren.

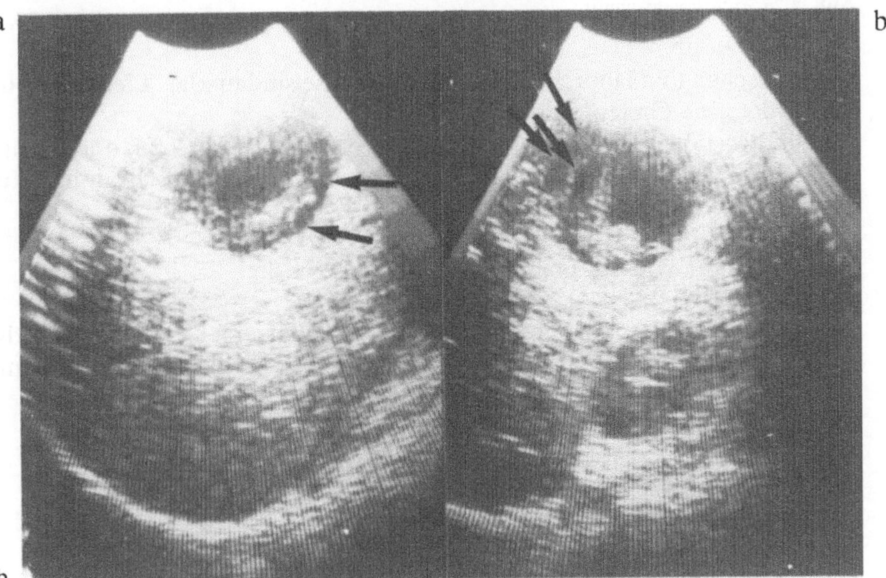

Abb. 4.6a, b

Dieser Abszeß ist noch begrenzt: Wenn Sie das Bild der Niere betrachten (Abb. 4.6b) bemerken Sie, daß in Morisons Raum (Morison's pouch) keine Flüssigkeit ist. Wie beim vorhergehenden Patienten ist eine Operation allerdings dringend erforderlich. Zählen Sie bitte noch einmal die Ursachen der Gallenblasenwandverdickung auf[1].

1 Akute Cholezystitis, chronische Cholezystitis, akute Hepatitis, Gallenblasenkarzinom, Ascites, kardiales oder renales Ödem, Hypoglobulinämie, infiltrierender Prozeß (z. B. M. Kahler)

4.7. Herr Taipan ist ein sympathischer junger Mann. Allerdings ist er etwas gelblich.

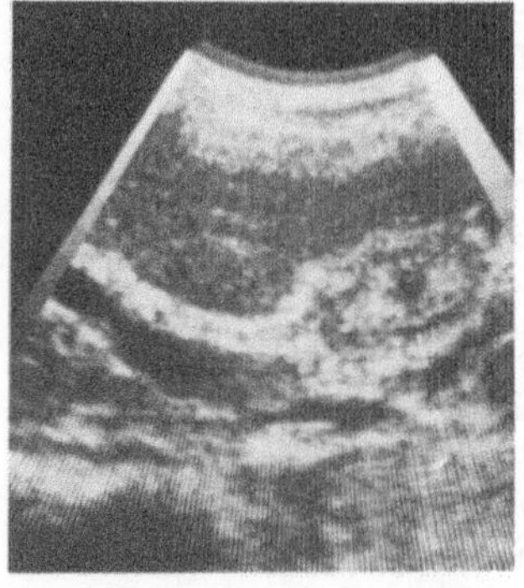

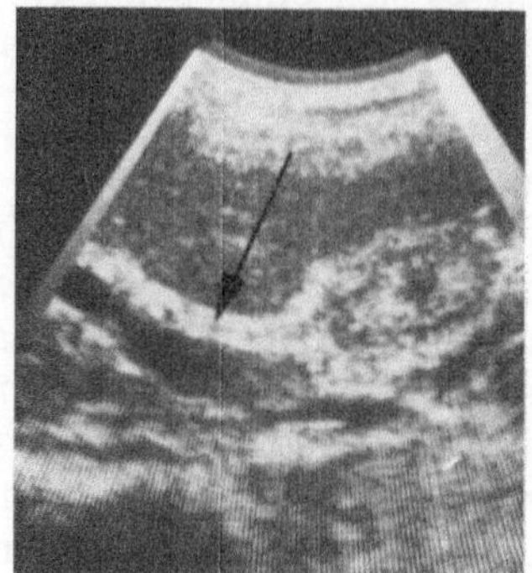

Abb. 4.7a. Interkostalschnitt

Die klinischen und laborchemischen Ergebnisse sind unklar: Liegt eine Hepatitis vor? Oder eine Gallenwegsobstruktion?
Ein interkostaler Schnitt des rechten Oberbauches (Abb. 4.7a, oben) zeigt einen normalen Ductus choledochus. Er ist ventral der Pfortader als dünne, tubuläre Struktur zu erkennen (Pfeil).

Was halten Sie von der Gallenblase?

Die Gallenblase ist morphologisch normal (außer einer geringen Wandverdikkung), aber physiologisch erscheint sie anormal: Nur das zentrale Gallenblasenlumen ist echofrei. Die Gallenblase ist komplett mit eingedickter Galle gefüllt (offener Pfeil, unten).

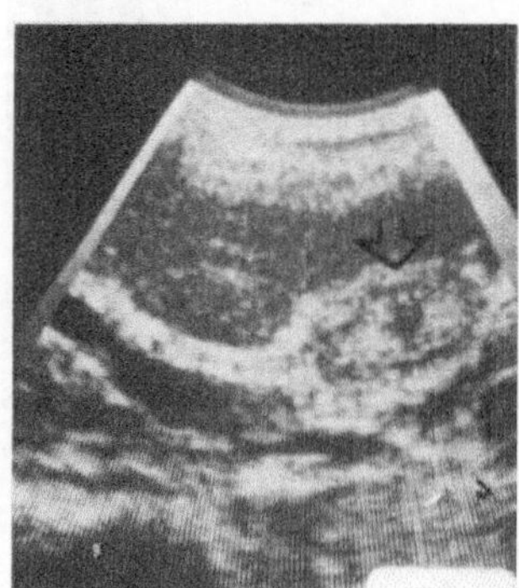

Abb. 4.7a

Sehen Sie sich die Abb. 4.7b unten an. Sie erkennen eine Schicht eingedickter Galle (↓) wie sie auch auf Seite 43 zu finden war. Sie können leicht ableiten, wie die andere Abbildung (Abb. 4.7a) entstanden ist.

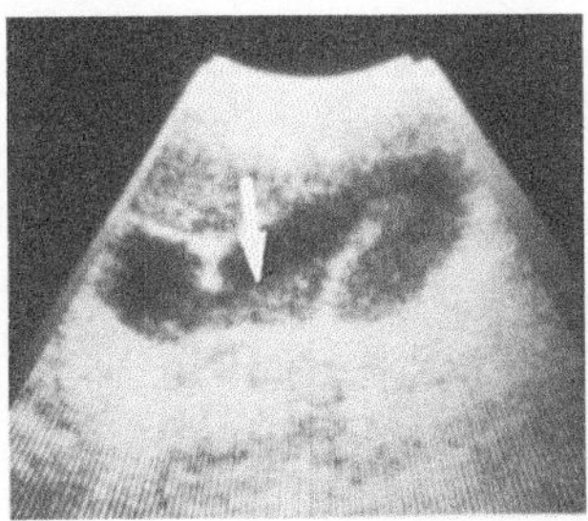

Abb. 4.7b

Eingedickte Galle (Sludge) ist nicht notwendigerweise mit einem Verschluß des Ductus cysticus verbunden. Eine physiologische Stase bei parenteraler Ernährung oder Schwangerschaft reicht schon aus.
Bei diesem Patienten ergibt die Ultraschalluntersuchung keinen Anhalt für eine Obstruktion. Er hat eine akute Hepatitis[1].
Eine fettfreie Diät führt zu diesem veränderten Bild der Gallenblase, das sich mit normaler Ernährung wieder normalisiert.

1 Die akute Hepatitis führt ebenfalls zu einer leichten Verdickung der Gallenblasenwand

4.8. Nachdem Sie sich jetzt zu einem hervorragenden Geologen entwickelt haben, können Sie sich leicht vorstellen, welche Probleme Herr Otter (Abb. 4.8a) und Herr Mungo (Abb. 4.8b) haben. Beide klagen über Schmerzen im rechten Oberbauch.

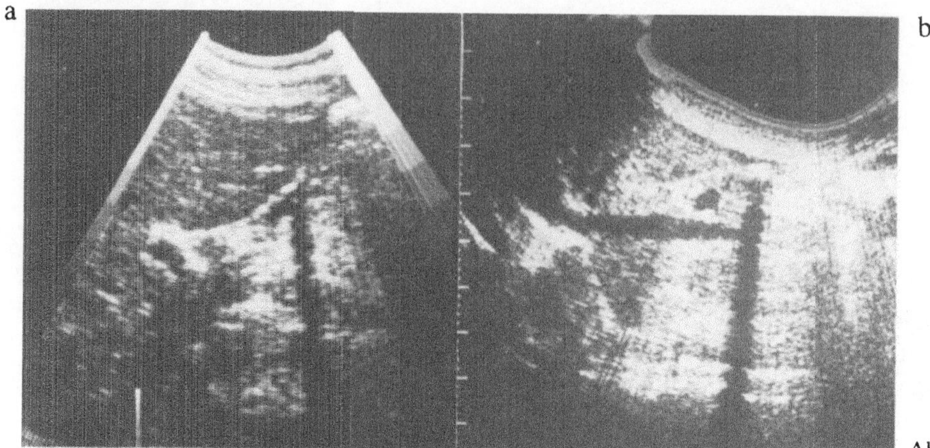

Abb. 4.8a, b

Herr Otter (Abb. 4.8a) hat im Gegensatz zu Herrn Mungo (Abb. 4.8b) keine Cholecystolithiasis. Wie kommt der Schallschatten (Pfeil, unten) zustande?

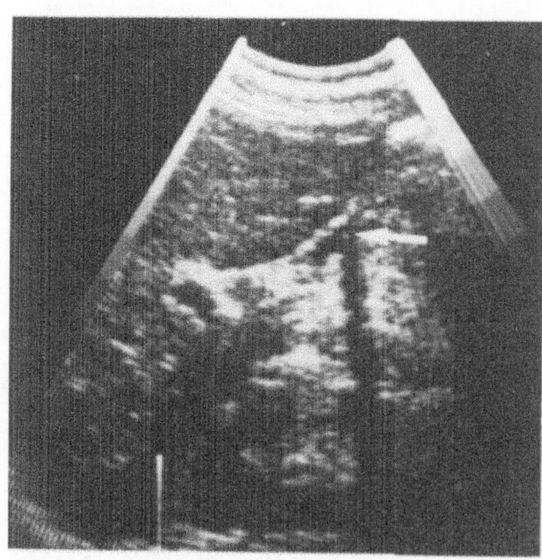

Abb. 4.8a

Die Ursache ist eine Luftblase in einem Teil des Verdauungstraktes, hier im Bulbus duodeni. Im Gegensatz zu dem, was von bedeutenden Autoritäten geschrieben wurde, können Schallschatten, die durch Luft verursacht werden, genauso kräftig und gut abgegrenzt sein, wie Schallschatten, die durch echte Gallensteine bedingt sind. Fallen Sie auf diesen Fehler nicht herein:

a) Untersuchen Sie die Gallenblase am nüchternen Patienten. Wenn Sie auf longitudinalen und transversalen Schnitten die normale Gallenblase nicht finden, sollten Sie sie zusätzlich auf einem Interkostalschnitt oder einem subkostalen Schrägschnitt suchen.

b) Wenn die Gallenblase nicht erkennbar ist, sollte man nach Variationen oder dem Schwinden des Schallschattens bei Lageänderungen des Körpers suchen. Der Schallschatten eines Gallensteines ist konstant vorhanden, während der einer Gasblase sich ändert.

Eine andere Verwechslung kann durch den Schallschatten des Ductus cysticus hervorgerufen werden. Dieser Schallschatten wird durch Beugung und Brechung des Ultraschallstrahls verursacht. Ganz allgemein sollten Sie vorsichtig in der Beurteilung von Schallschatten sein, die vom Rand abgerundeter und gebogener Strukturen ausgehen – und darum handelt es sich bei der Gallenblasenwand. Man muß jeden Schallschatten in einer zweiten, senkrecht dazu stehenden Ebene reproduzieren, damit nicht Steine diagnostiziert werden, die nicht vorhanden sind.

Kapitel 5

. . . , in dem sich herausstellt, daß die Wege des Herrn unvorhersehbar sind

Um etwas abzuwechseln, wollen wir die Teile von Herrn Specht, Herrn Gans und Herrn Fuchs aufsammeln.

5.1. Herr Specht mußte das Zimmer seiner Freundin Hals über Kopf verlassen, als ein unerwarteter Besucher auftauchte. Er stürzte sich kopfüber in etwas, was er für einen großen Wandschrank hielt. Danach fand er sich ein Stockwerk tiefer wieder. Er hat eine Rippenserienfraktur auf der rechten Seite und er hat Schmerzen.

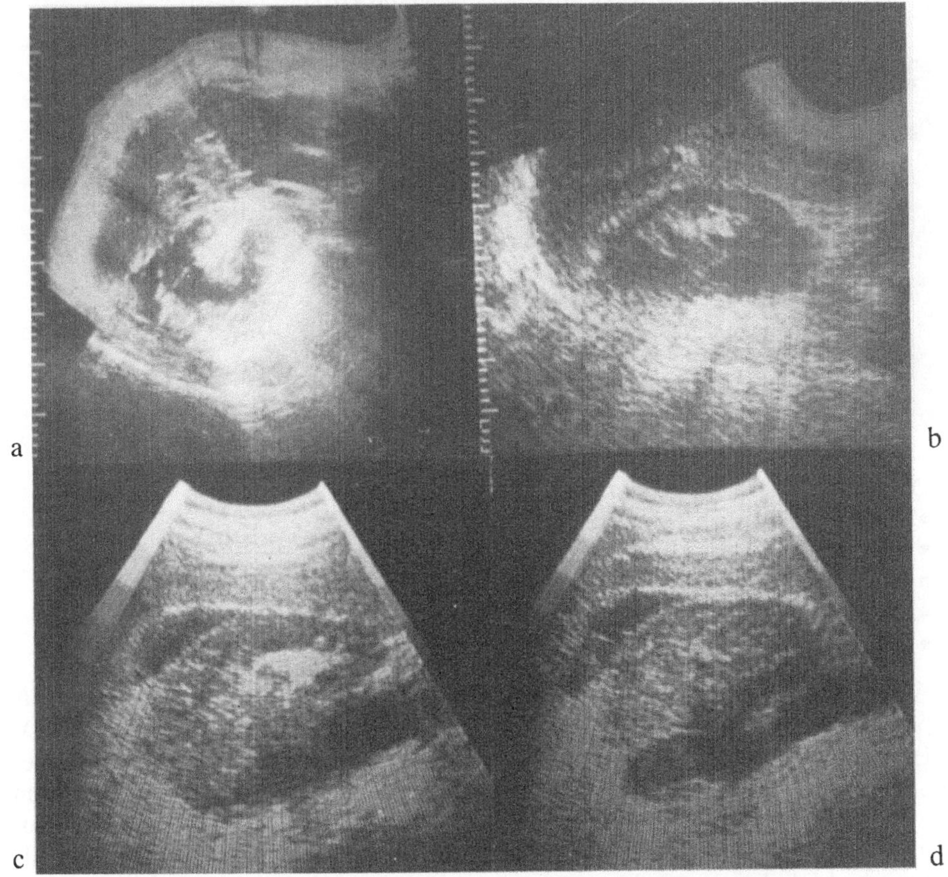

Abb. 5.1. a Transversalschnitt, **b** Sagittalschnitt, **c, d** rechtsseitige Interkostalschnitte

Ein Transversalschnitt (Abb. 5.1a) zeigt uns eine normale Leber. Die Niere *(r)* sieht noch recht brauchbar aus, aber ... was?

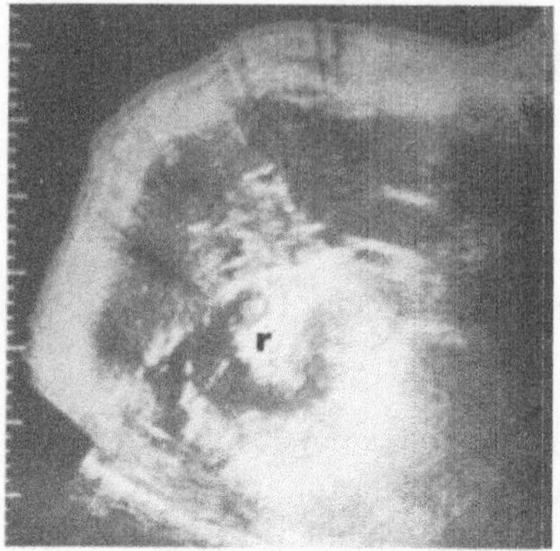

Abb. 5.1a

...aber zwischen dem Lateralrand der Niere und der Leber ist ein echofreies Areal zu erkennen, das freie Flüssigkeit anzeigt (Pfeile, unten).

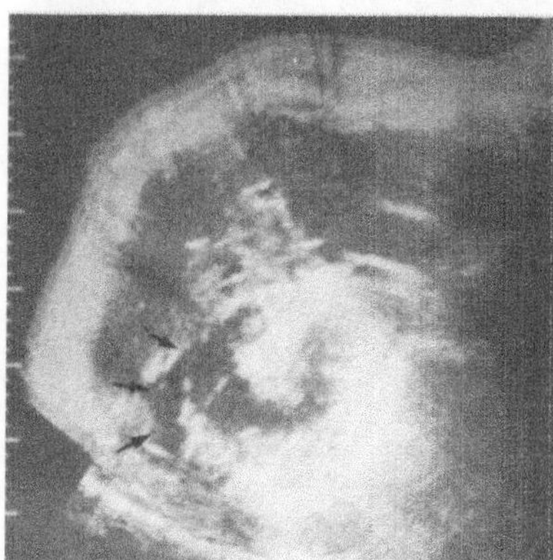

Abb. 5.1a

Diese Flüssigkeit kann lokalisiert sein:

- subkapsulär intrahepatisch
- perirenal
- pararenal
- supkapsulär renal
- intraperitoneal, in Morisons Raum (Morison's pouch)

Abbildung 5.1a zeigt, daß die Flüssigkeit nicht in Morisons Raum (Morison's pouch) liegt. Ein Erguß in Morisons Raum wäre mehr ventral lokalisiert. Das Hämatom liegt darum entweder perirenal oder pararenal. Das Vorhandensein eines dünnen Fettstreifens zwischen der Niere und der Flüssigkeitsansammlung weist auf ein Hämatom hin, das ventral pararenal liegt. Aber ein Fettsaum umfaßt das Hämatom auch von außen: Sehr wahrscheinlich ist das Hämatom also perirenal lokalisiert.

c d

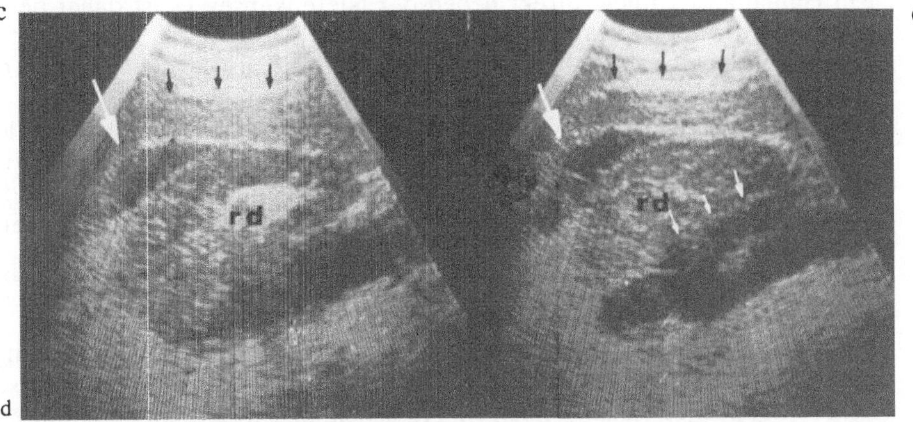

Abb. 5.1c, d

Zwei parallele Interkostalschnitte (Abb. 5.1c und d oben) zeigen außerdem eindeutig ein subkapsuläres Hämatom (weißer Pfeil). Es hebt die Kapsel der rechten Niere *(rd)* und das darüberliegende perirenale Fett ab. Das perirenale Fett wird von der Gerota Faszie (kleine schwarze Pfeile) begrenzt.
Zusätzlich finden sich kleinere intraparenchymatöse Hämatome (kleine weiße Pfeile, Abb. 5.1d oben).
Falls irgendein Zweifel darüber besteht, ob das Hämatom in der Leber oder in der Niere liegt, kann die Beobachtung der Beweglichkeit des Hämatoms in einer Real-time-Untersuchung weiterhelfen. Die respiratorische Beweglichkeit der Leber ist wesentlich größer als die der Niere. Die Unterscheidung zwischen perirenalem Hämatom und Hämatoperitoneum kann durch die Beobachtung während der Respiration getroffen werden. Zusätzlich ist die Untersuchung in Seitenlagerung oder im Sitzen hilfreich. Ein Hämatoperitoneum verändert bei Lageänderungen und respiratorisch sein Aussehen, während ein subkapsuläres Nierenhämatom unverändert bleibt.

Wo sind die Hämatome lokalisiert, die durch die schwarzen Pfeile (Abb. 5.1c, d unten) markiert sind?

c d

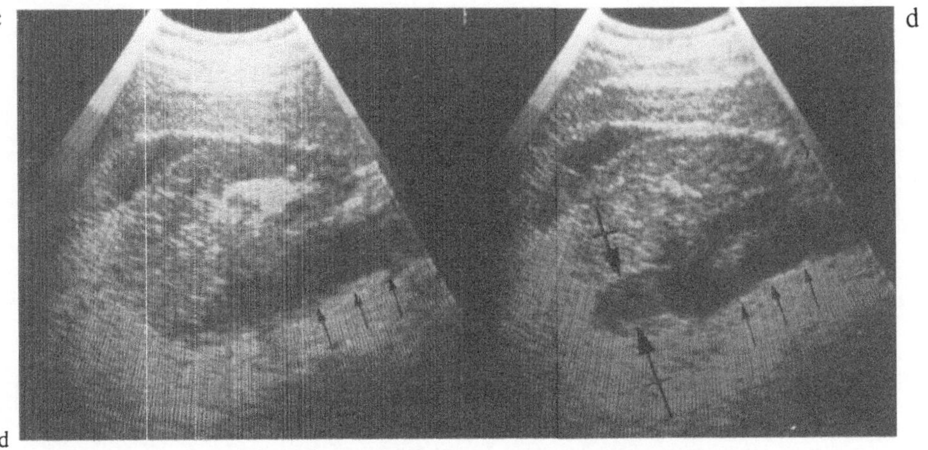

Abb. 5.1c, d

Ein Hämatom (‡) liegt direkt neben der Nierenkapsel, es ist daher perirenal gelegen. Ein anderes Hämatom (↑) ist von der Niere durch einen Fettstreifen getrennt und erstreckt sich nach kaudal. Man muß also annehmen, daß dieses Hämatom im posterioren pararenalen Kompartiment liegt.
Die Entscheidung, ob eine Flüssigkeitsansammlung peri- oder pararenal lokalisiert ist, kann durch die Beziehung der Gerota Faszie zum Hämatom getroffen werden, außerdem auch durch die Hämatomausdehnung nach kaudal, da das pararenale Kompartiment sich weiter nach kaudal erstreckt als das perirenale.

Eine letzte Frage: In welcher Lokalisation ist ein Hämatoperitoneum am ehesten zu finden? (Antwort unten[1]).

Mit einer kompletten sonographischen Untersuchung der Leber kann man natürlich erkennen, ob außerdem ein Leberhämatom vorhanden ist. Wir sollten bei Herrn Specht zusätzlich noch ein Ausscheidungsurogramm durchführen, um die Nierenfunktion zu beurteilen. Die sonographische Untersuchung allein erlaubt nicht, ein Trauma der Nierenarterie auszuschließen (wenn nicht eine Dopplersonographie durchgeführt wird). Wenn die Ausscheidungsurographie keine Kelchruptur zeigt (die bei normalem sonographischem Bild der Niere unwahrscheinlich ist) und die Nierenfunktion normal ist, sollte man eine Arteriographie vermeiden. Die Arteriographie sollte man reservieren für eine Zerreißung der Niere, ausgeprägte oder progrediente Nierenhämatome, rezidivierende Hämaturien und funktionslose Nieren.
Bevor wir uns dem nächsten Fall zuwenden, sollten Sie noch einen Blick auf die Abb. 5.1e (unten) werfen, um Ihre neugewonnene Erfahrung anzuwenden.

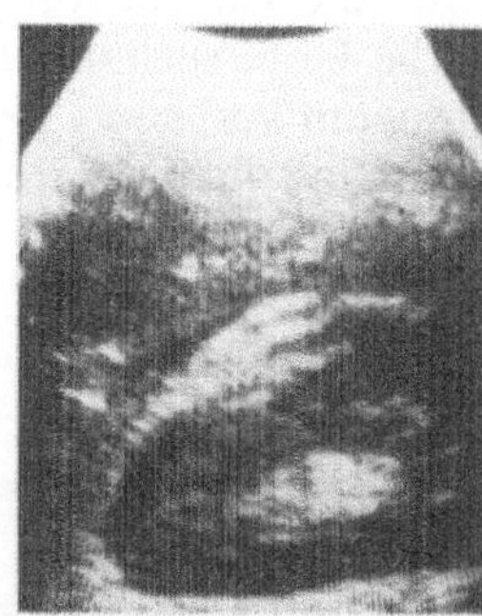

Abb. 5.1e

1 Morisons Raum (Morison's pouch), in der Umgebung der Leber, in der Umgebung der Milz, in der Bursa omentalis, neben dem Kolon, im Douglas Raum

Es handelt sich um den Sagittalschnitt bei einem anderen Patienten, der ein stumpfes Trauma im rechten Oberbauch erlitten hat. Es sind vier unterschiedlich lokalisierte Hämatome zu erkennen (1,2,3,4, Abb. 5.1e unten).

Wo liegen diese vier Flüssigkeitsansammlungen?

1 In Morisons Raum (Morison's pouch)
2 Im anterioren pararenalen Kompartiment
3 Im perirenalen Kompartiment
4 Subkapsulär intrarenal
g Gerota Faszie

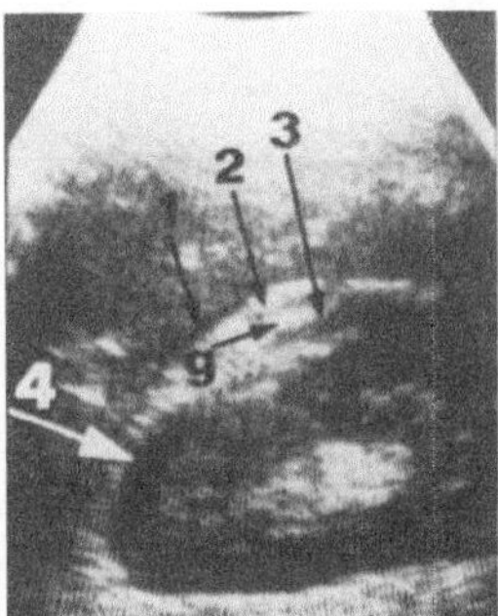

Abb. 5.1e

5.2. Herr Gans hat Herrn Specht gerade noch an der Straßenecke erkannt, nachdem er von seiner letzten Raumfahrt zurückgekehrt ist.
Da er ihm seit über einem Jahr DM 2345,– (ohne Zinsen) schuldet, wechselt Herr Gans abrupt die Richtung, versucht in der Menge unterzutauchen und kollidiert mit einem vorbeifahrenden Bus. Mit Schmerzen und einigen gebrochenen Rippen kommt er wieder zu sich.

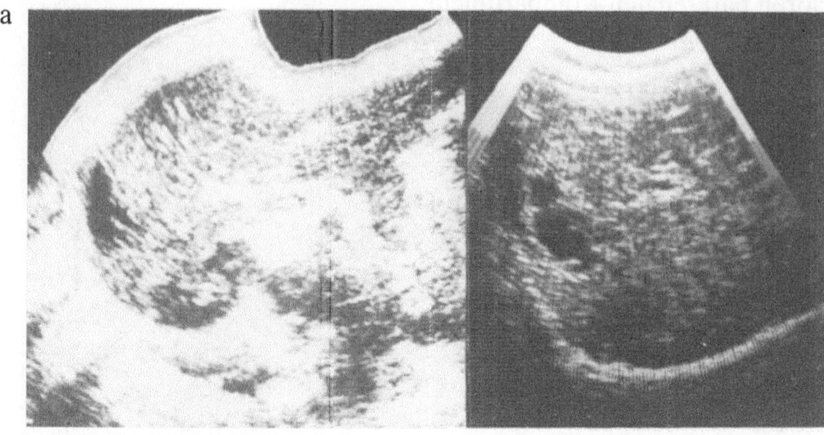

Abb. 5.2a, b

Bei seiner Einlieferung zeigt ein Transversalschnitt (Abb. 5.2a) und ein subkostaler Schrägschnitt (Abb. 5.2b)...?

...eine Flüssigkeitsansammlung in der Nähe der lateralen Begrenzung der Leber, jedoch eindeutig intraparenchymatös (Pfeile, Abb. 5.2a und b, unten).

Es handelt sich um ein intrahepatisches Leberhämatom. Die Niere, das Retroperitoneum und die peritonealen Recessus weisen keine weiteren Traumafolgen auf.
Bei einem derartigen Befund muß nur dann arteriographiert werden, wenn eine Anämie vorliegt, oder Kontrolluntersuchungen eine Zunahme des Befundes zeigen.

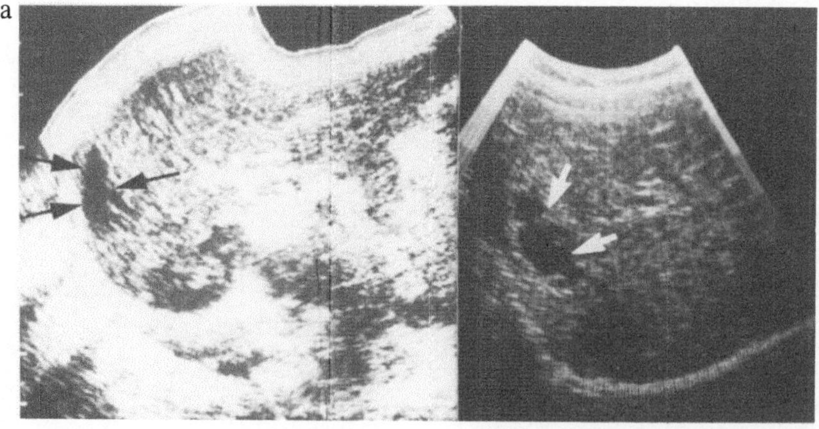

Abb. 5.2a, b

5.3. Herr Fuchs ist Polizist. Als er Herrn Gans plötzlich in der Menge verschwinden sieht, ist er überzeugt, einen nicht sehr gesetzestreuen Bürger vor sich zu haben. Er macht sich an die Verfolgung und rennt los. Gerade in diesem Moment bremst der Fahrer des Busses, mit dem Herr Gans kollidiert ist, so heftig, daß Herr Fuchs von hinten gegen den Bus läuft und mit drei gebrochenen linken Rippen liegenbleibt, den Schmerz nicht zu vergessen. Im Krankenhaus liegt er neben Herrn Gans. Interkostale Schnitte der Milz werden angefertigt (Abb. 5.3a und b).

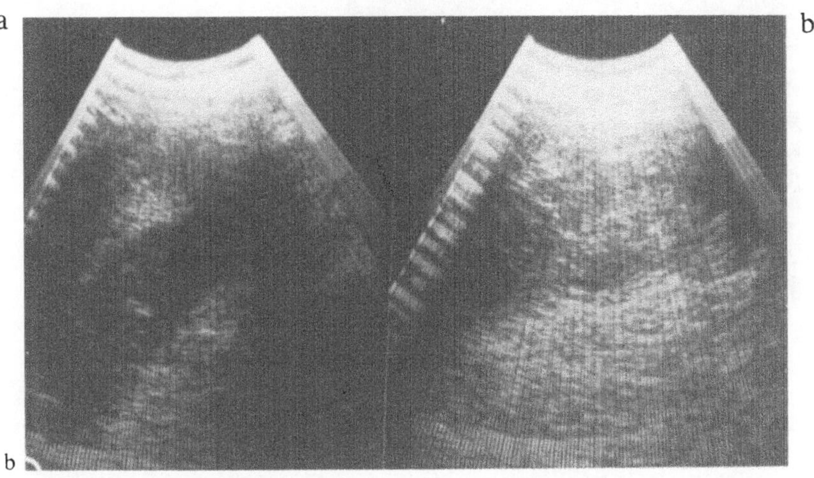

a b

Abb. 5.3a, b

Sie zeigen deutliche Veränderungen in der Milz. Haben Sie die dreieckige, zentral echoreiche Zone in Abb. 5.3a bemerkt (Pfeil, unten)?

Die Peripherie der Milz ist echoarm.

Dieses Bild läßt Sie sofort denken an...?

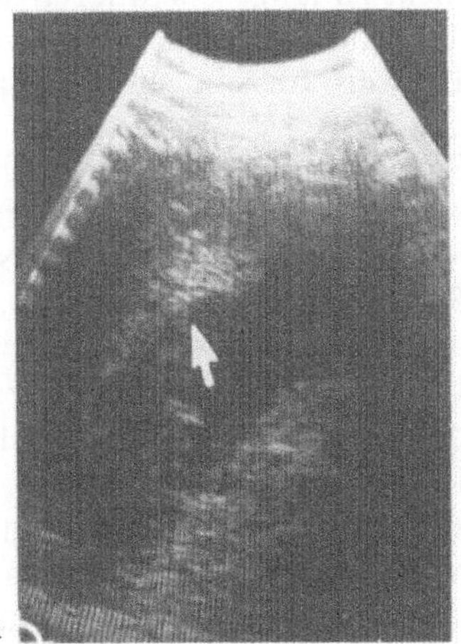

Abb. 5.3a

...an ein großes subkapsuläres Hämatom.

Der andere Schnitt (Abb. 5.3b) bestätigt die Heterogenität der Milz (Pfeile, unten).

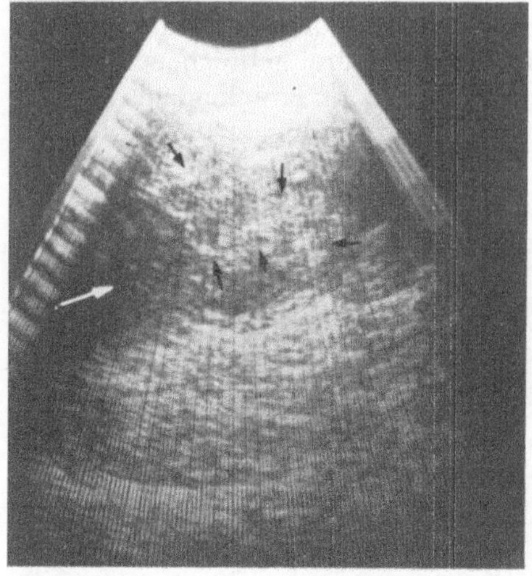

Abb. 5.3b

Es handelt sich um einen Fall einer traumatischen Milzveränderung, die man nicht zu lange diskutieren sollte. Wir sollten das Messer wetzen und auch eine Transfusion richten. Nicht so ausgeprägte Heterogenitäten des Parenchyms ohne Hinweis für ein subkapsuläres Hämatom erlauben ein konservativeres Vorgehen.
Sicherlich sieht man irgendwann einmal eine zuvor nicht bekannte heterogen strukturierte Milz nicht traumatischer Genese. Die Konstellation Trauma, Schmerz, heterogene Milz sollte jedoch niemals zögern lassen, auch wenn die Peritoneallavage negativ ist. In unsicheren Fällen kann die Arteriographie ganz nützlich sein, die bei kleineren Läsionen nur einen begrenzten Wert hat.
Im allgemeinen ist der Ultraschall viel sensitiver. Die Ultraschalluntersuchung der traumatisierten Milz schließt natürlich eine ergänzende Untersuchung der Leber, des Pankreas, der Nieren und der peritonealen Recessus ein. Alle sonographischen posttraumatischen Untersuchungen sind nur im Real-time-Verfahren verläßlich. Voraussetzung ist ein Sector-Scanner mit guten Abbildungsqualitäten. Kleine Transducer ermöglichen immer die Untersuchung von interkostal (wenn der Patient sich nicht zur Seite drehen kann). Das interkostale Schallfenster erlaubt eine genaue und vollständige Untersuchung der Leber, der Milz und der Nieren, auch wenn ein paralytischer Ileus besteht.

5.4. Herr Wombat hat nicht genug Freizeit, um seinen Hobbys Segelfliegen und Motorradfahren ausreichend nachzukommen. So befriedigt er beide Wünsche auf einmal, indem er aus seinem japanischen Motorradsattel fliegt. Er wird mit Schmerzen in der rechten Flanke eingeliefert.

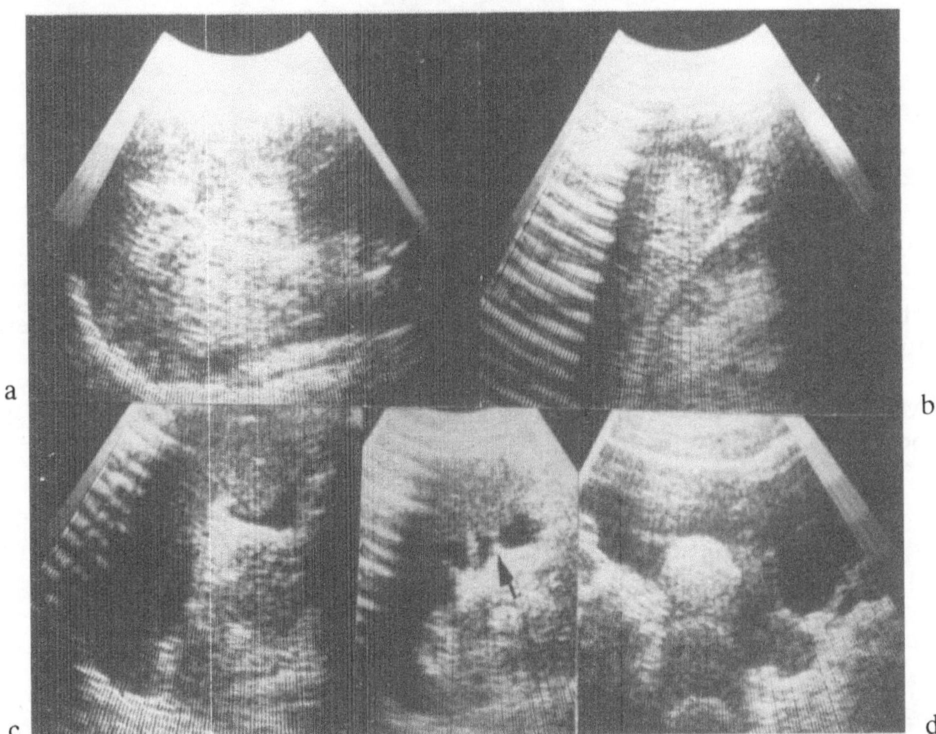

Abb. 5.4. a Rechtsseitiger Interkostalschnitt, **b–d** linksseitige Interkostalschnitte, **e** suprapubischer Schnitt

Der interkostale Schnitt der Leber (Abb. 5.4a) zeigt ein ungewöhnlich echoreiches Areal, das eine Leberkontusion anzeigt (Pfeile, unten).

Wie sieht die Milz aus?

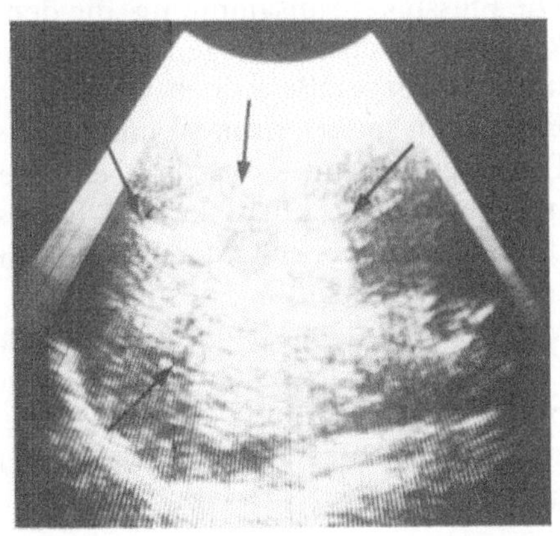

Abb. 5.4a

b 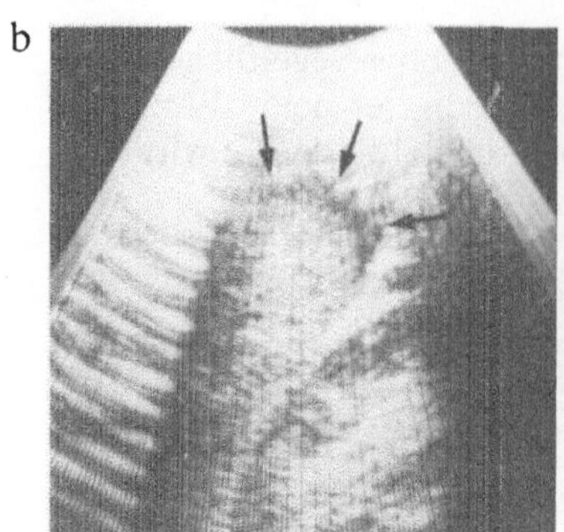 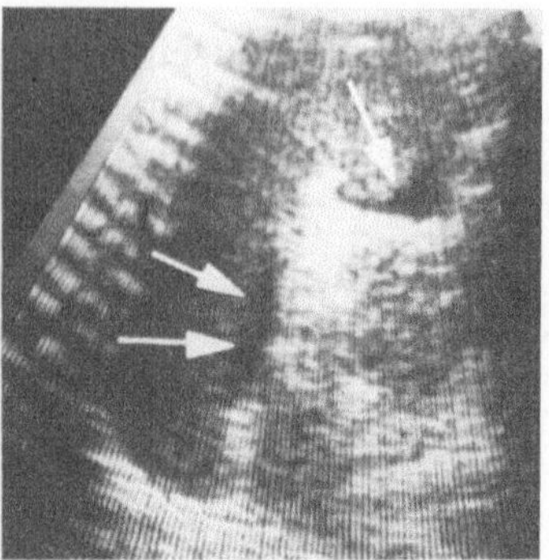 c

Abb. 5.4b, c

Perisplenisch ist freie Flüssigkeit zu erkennen (Pfeile, Abb. 5.4b, oben).

Handelt es sich um ein subkapsuläres Hämatom oder um ein Hämatoperitoneum?

Man kann die Frage aufgrund des interkostalen Schnittes (Abb. 5.4c) nicht beantworten. Die Antwort ist in Abb. 5.4d und e zu finden.

d 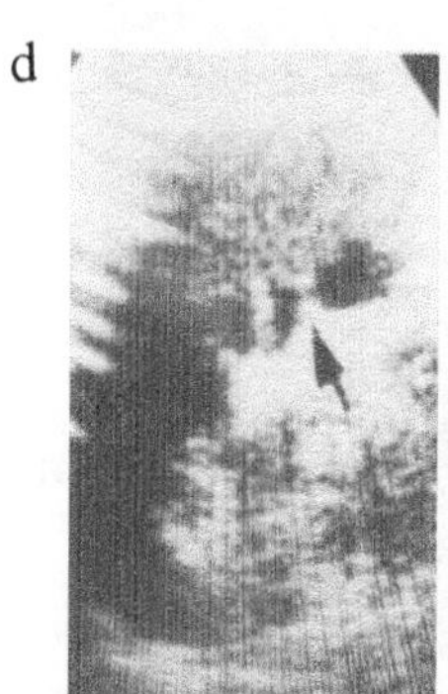 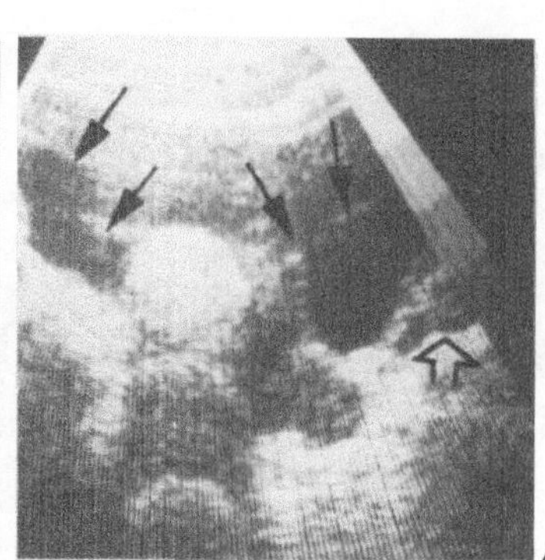 e

Abb. 5.4d, e

Die Flüssigkeitsansammlung, die den Milzhilus umgibt (Pfeile, Abb. 5.4c, oben) könnte subkapsulär liegen. In den Parallelschnitten (Abb. 5.4d, oben) sind die hilären Milzgefäße jedoch von Flüssigkeit umgeben (↑). Das beweist, daß die Flüssigkeit intraperitoneal und nicht subkapsulär liegt.
Ein Sagittalschnitt oberhalb des Beckens (Abb. 5.4e, oben) zeigt ebenfalls intraperitoneale Flüssigkeit (↓), diesmal kranial der Harnblase (offener Pfeil) und in der Umgebung der Dünndarmschlingen. Die Diagnose des Hämatoperitoneums wird dadurch bestätigt.
Wenn neben dem Hämatoperitoneum eine Leberkontusion vorliegt, sollte eine Leberarteriographie durchgeführt werden. In diesem Fall konnte arteriographisch keine Blutung mehr nachgewiesen werden. Kontrolluntersuchungen zeigten eine Normalisierung der Leberstruktur und eine Resorption des Hämatoperitoneums.

Kapitel 6

Einige sehr seltsame Fälle

6.1. Herr Wiesel hat Gewicht verloren. Er hat noch andere Beschwerden, aber wenn wir Ihnen alles verraten würden, wäre der Fall zu leicht. Beachten Sie jedoch, daß sein Processus xiphoideus besonders kurz ist.

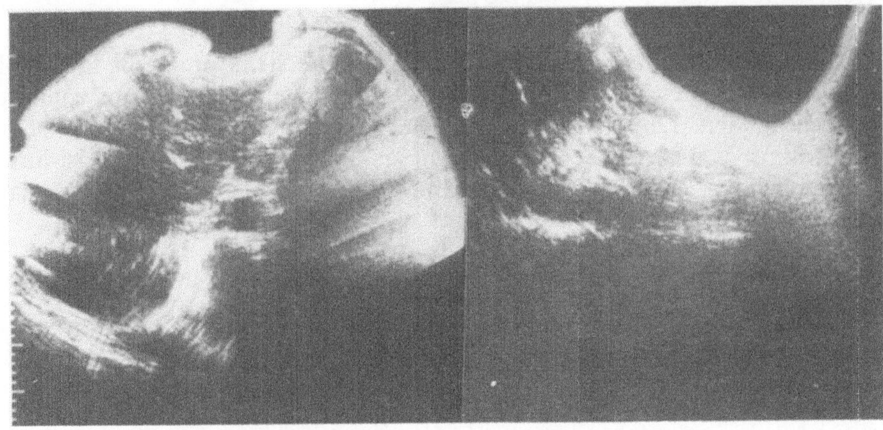

Abb. 6.1. a Transversalschnitt, **b** Sagittalschnitt

Ein Transversalschnitt wurde durch den kranialsten Abschnitt des Epigastriums angefertigt.

Was zeigt dieser Schnitt?

a

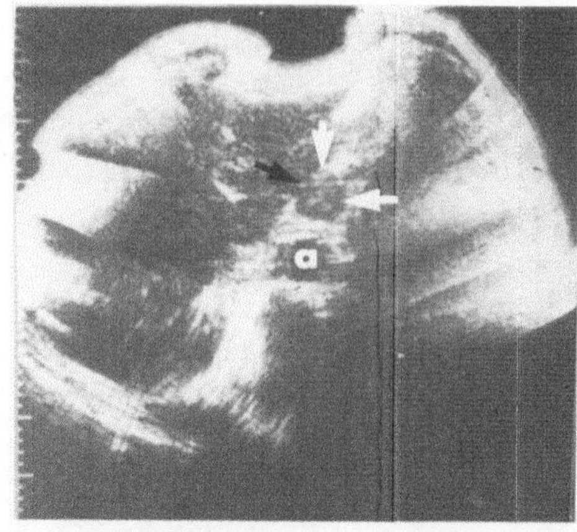

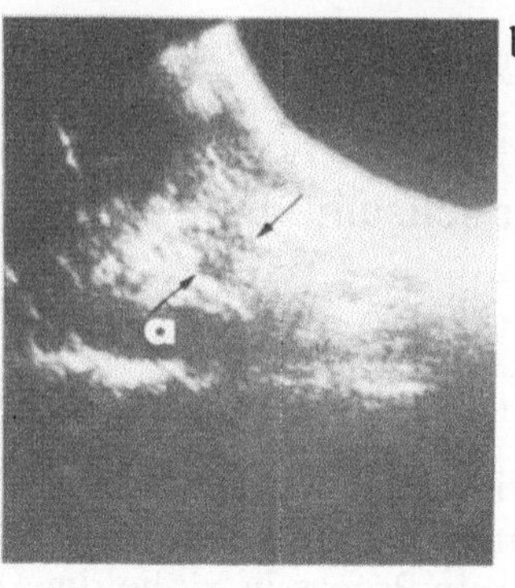

b

Abb. 6.1a, b

Er zeigt eine rundliche, ventral der Aorta gelegene Struktur (weiße Pfeile, oben. *a* = Aorta). Als erstes könnten wir eine Hypertrophie des Lobus caudatus in Betracht ziehen. Die Real-time-Untersuchung hat jedoch die Abgrenzbarkeit der Struktur von der Leber gezeigt. Dieser Spalt (schwarzer Pfeil) ist auf dem Schnittbild klar erkennbar. Die Raumforderung ist auch auf einem Sagittalschnitt durch die Aorta zu sehen (Abb. 6.1b, Pfeile, oben).

Handelt es sich um eine Raumforderung des Pankreas? ...

...Nein. Warum nicht?

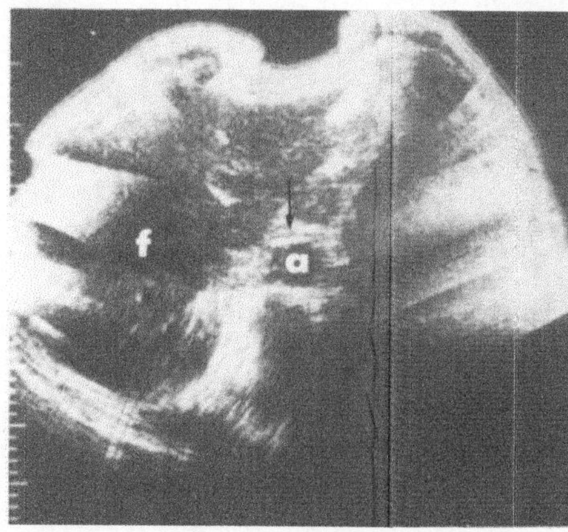

Abb. 6.1a

Die sorgfältige Betrachtung des Transversalschnittes (Abb. 6.1a) zeigt...
...eine dünne, lineare Struktur ventral und lateral der Aorta (Pfeil, Abb. 6.1a, oben).

Diese lineare Struktur entspricht nicht einem Gefäß, sondern einem Zwerchfellschenkel. Wir befinden uns also ziemlich weit kranial, jedenfalls kranialer als das Pankreas. Zu Beginn hatten wir schon festgehalten, daß dieser Schnitt sehr weit kranial im Epigastrium angefertigt wurde, und daß Herrn Wiesels Processus xiphoideus außergewöhnlich kurz ist.

Der Sagittalschnitt 6.1b (unten) zeigt, daß das Pankreas (schwarzer Pfeil) ventral der Mesenterialvene (weißer Pfeil) liegt. Es befindet sich kaudal der Raumforderung.

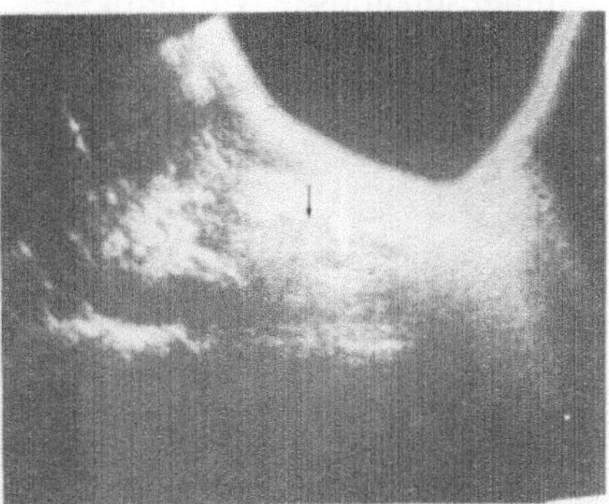

Abb. 6.1b

Sie haben auf diesem Sagittalschnitt sicherlich den dünnen Streifen des oberen Anteils des Zwerchfellschenkels zwischen der Raumforderung und der Aorta entdeckt. Wo würden Sie den unteren Teil des Zwerchfellschenkels suchen? (Antwort unten[1]).
Wir wollen die Raumforderung noch einmal betrachten. Die wichtigste anamnestische Angabe haben wir noch nicht berücksichtigt: Dysphagie. Dieser Patient leidet an einem Karzinom des unteren Oesophagus. Die weitere sonographische Untersuchung zeigt, daß die Leber frei von Metastasen ist.
Diese Raumforderung stellt uns vor ein schwieriges Problem: Handelt es sich um ein Lymphom oder um den Primärtumor? Kann man den Oesophagus sonographisch irgendwie lokalisieren? Ja. Als sonographisches Kontrastmittel kann man Mineralwasser verwenden, das man dem Patienten zu trinken gibt. Unglücklicherweise hatte diese normalerweise effektive Methode in diesem Fall keinen Erfolg.

Letztlich mußte die Diagnose aus dem konventionellen Oesophagogramm gestellt werden. Röntgenologisch zeigte sich ein Tumor, der vom abdominalen Oesophagus ausging. Das sonographische Bild stellte also den Primärtumor und nicht ein Lymphom dar. Die Regionen der Kardia und des Magenfundus könnten in entsprechenden sonographischen Schnitten wie alle anderen Segmente des Verdauungstraktes untersucht werden. Am besten sind sie auf Sagittalschnitten in Höhe der Aorta zu beurteilen. Der Fundus hat sonographisch das gleiche Aussehen wie andere Teile des leeren Magens: Eine Kokardenkonfiguration mit dünner echoarmer Wand. Tumoren des Verdauungstraktes können als unspezifische Raumforderungen oder als dickwandige Kokardenstrukturen zu erkennen sein.

1 Der rechte Zwerchfellschenkel liegt dorsal der V. cava, der linke lateral der Aorta

6.2. Frau Ziesel ist nur 35 Jahre alt. Sie hat erheblich an Gewicht verloren. Neben einer beschleunigten BSG sind klinisch oder serologisch keine richtungweisenden Anomalitäten erkennbar. Die sonographische Untersuchung – wie immer beginnen wir mit sagittalen und parasagittalen Schnitten – erlaubt eine Anhiebsdiagnose. Wie heißt sie?

a 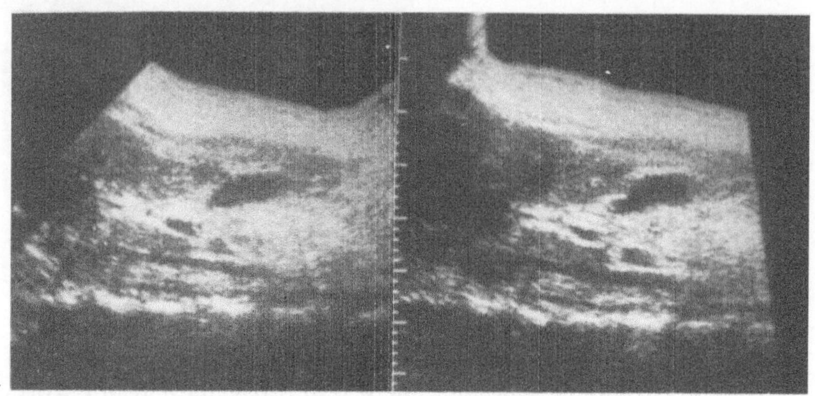 b

Abb. 6.2a, b. Parasagittale Schnitte durch den rechten Oberbauch

Wir wollen die Bilder analysieren.

Zwei parallele parasagittale Schnitte durch den rechten Oberbauch (Abb. 6.2a und b, unten) zeigen die Gallenblase (offener Pfeil), die Pfortader *(p)*, den Ductus choledochus (Pfeil) und die Vena cava *(c)*.

a 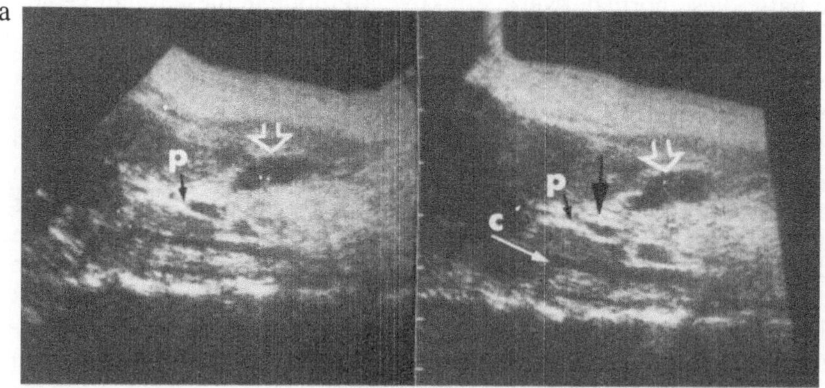 b

Abb. 6.2a, b

Nun...?

...Die Vena cava liegt nicht mehr direkt vor der Wirbelsäule. Sie ist von einer perivaskulären Manschette umgeben (↓, unten).

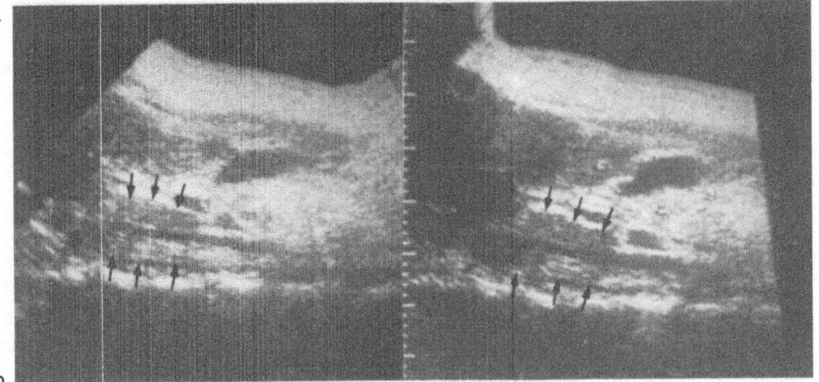

Abb. 6.2a, b

Nur Lymphome (und sehr selten eine Retroperitonealfibrose) können ein derartiges manschettenartiges Bild verursachen. Normalerweise umgeben diese Manschetten auch die Aorta. In diesem Fall lag jedoch nur eine perikavale Manschette vor. Andere Lymphome oder eine begleitende Splenomegalie fanden sich nicht. Auch Ascites lag nicht vor, den man vermuten konnte, da...

...da die Gallenblasenwand verdickt ist (↓ unten).

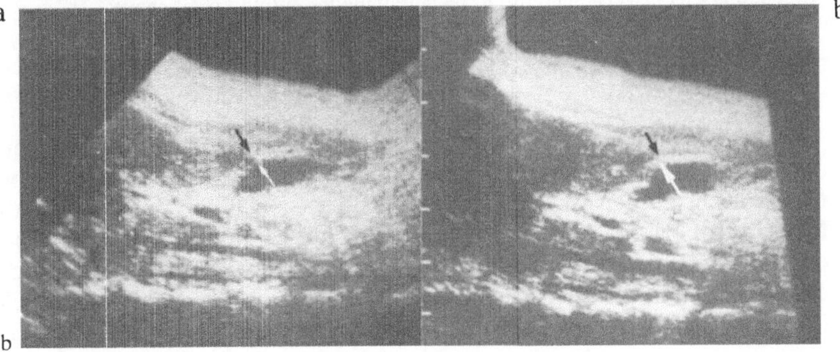

Abb. 6.2a, b

Besonders beeindruckend ist das Bild der V. cava während der Real-time-Untersuchung, da keinerlei respiratorische Durchmesseränderungen zu beobachten sind.
Lymphome sind normalerweise sehr echoarm, fast echofrei. Man könnte hier fast annehmen, daß es sich um andere Strukturen handelt. Die Beckenregion wird nach einem Ovarialprozeß abgesucht, erscheint jedoch normal.

Wie kann man zu einer endgültigen Diagnose kommen?

1. Zunächst muß ein CT zur kompletten Untersuchung des Retroperitoneums und des Beckens durchgeführt werden, danach eine
2. sonographisch geführte Punktion oder, falls das nicht gelingt, Probelaparotomie.

Die Schlußdiagnose lautet in diesem Fall malignes Lymphom.

6.3. Herr Marder hat unspezifische Beschwerden.

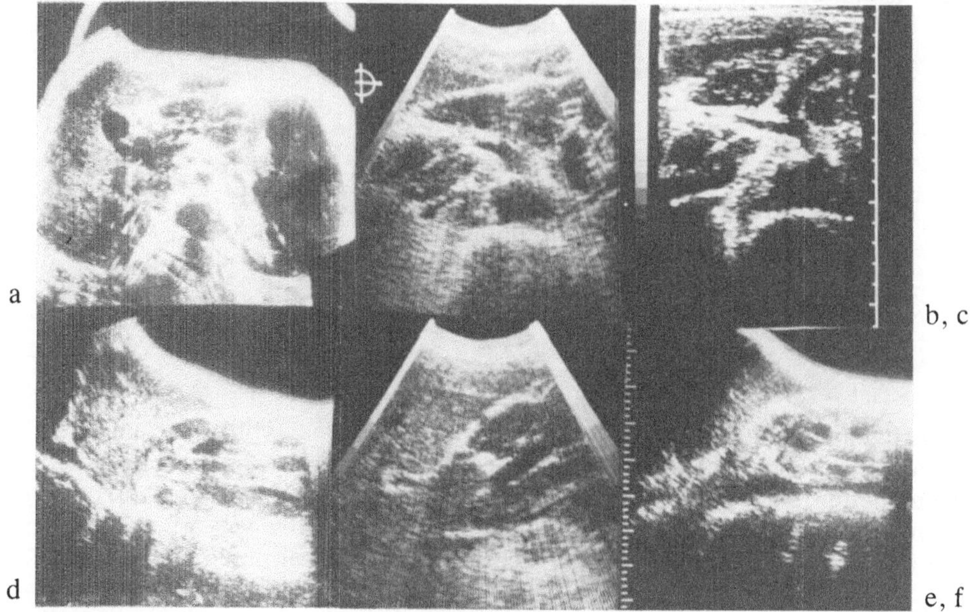

Abb. 6.3. a–c Transversalschnitte, **d, f** Sagittalschnitte, **e** Interkostalschnitt

Wenigstens ein klinischer Befund liegt jedoch vor, der richtungsweisend ist, und den Sie sicherlich erkennen, wenn Sie den Transversalschnitt 6.3a betrachten. Ganz offensichtlich ist die Milz vergrößert, so daß sie palpabel sein muß. Die Milzvergrößerung ist beeindruckend. Sie haben bemerkt, daß die Binnenstruktur der Milz echoärmer ist im Vergleich zur Struktur der Leber. Die beiden Nieren erscheinen normal. Zahlreiche noduläre Strukturen (schwarze Pfeile, unten) liegen zwischen den großen Gefäßen, der Leber, der Gallenblase und der Milz.

Sie entsprechen...?

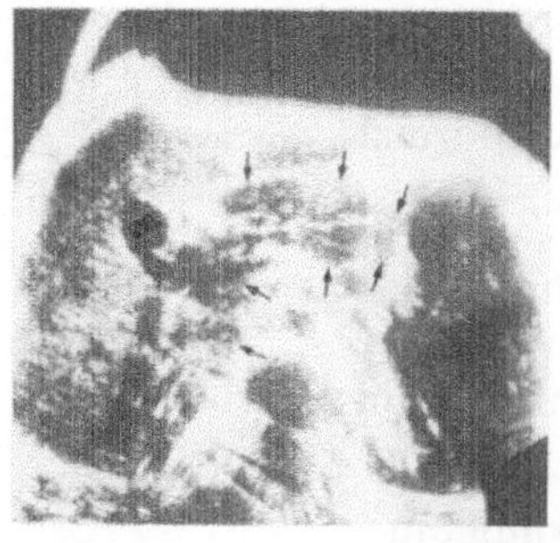

Abb. 6.3a

...offensichtlich Lymphomen. Wo sind sie lokalisiert? Liegen sie retroperitoneal?
Wir werden versuchen das zu klären. Sehen Sie sich zunächst Abb. 6.3b und c unten an.

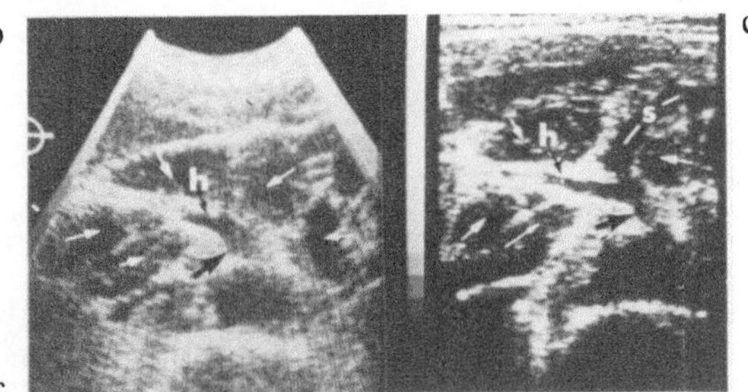

Abb. 6.3b, c

Es handelt sich um sonographische Schnittbilder des Epigastriums. Die Abb. 6.3b wurde mit einem Sector-Scanner, die Abb. 6.3c mit einem Linear-array-Gerät angefertigt. Auf diesen fast identischen Schnitten können wir den Truncus coeliacus (schwarzer Pfeil), die A. hepatica *(h)* und die A. lienalis *(s)* abgrenzen. Die Gefäße sind von Lymphomen völlig umgeben (weiße Pfeile). Die Lymphome in der Umgebung der Milzarterie liegen retroperitoneal. Die anderen Lymphome umgeben die Pfortader. Sie liegen also im Ligamentum hepatoduodenale, das das Omentum minus rechts begrenzt, und das die Pfortader, die Leberarterie und den Ductus choledochus enthält. Das Omentum minus bildet zusammen mit dem Magen und dem Ligamentum gastrocolicum die vordere Begrenzung der Bursa omentalis.
Sehen Sie sich jetzt den parasagittalen Schnitt 6.3d (unten) an. Die multinoduläre Struktur liegt kaudal der Leber (große Pfeile).

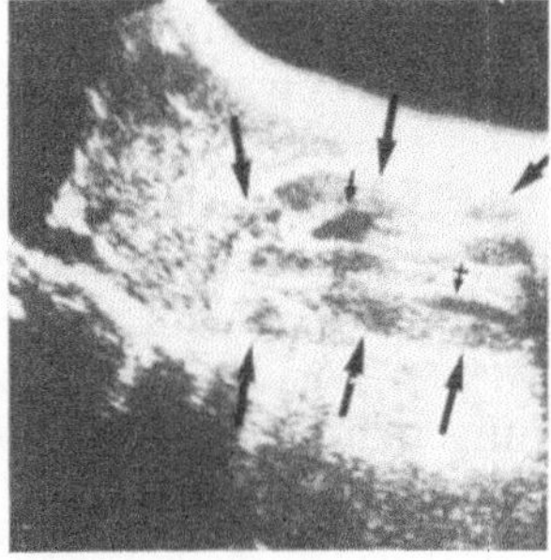

Abb. 6.3d

Die A. mesenterica superior (kleiner Pfeil) ist von der normalerweise dicht danebenliegenden V. mesenterica superior (‡) separiert. Beide liegen mitten in der nodulären Raumforderung (schwarze Pfeile).

Die Parallelschnitte 6.3e und f (unten) sind zur Lokalisation der Raumforderung hilfreich. Der Schnitt 6.3e zeigt die V. mesenterica superior (großer Pfeil) und die V. cava (kleine Pfeile) ziemlich abgeflacht. Der Schnitt 6.3f zeigt, daß auch die Aorta etwas komprimiert ist.

e f

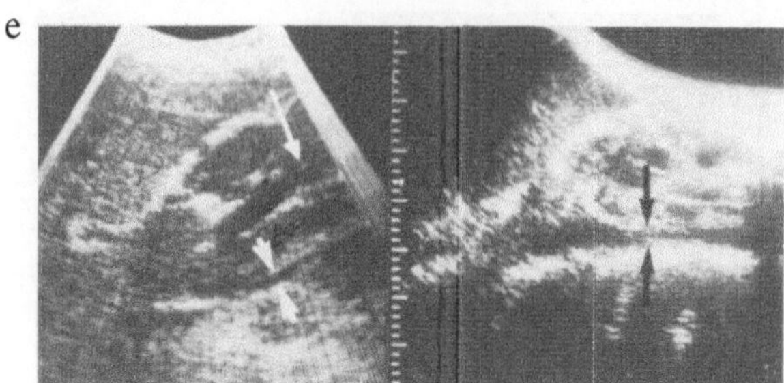

Abb. 6.3e, f

Diese Lymphome, die von den Mesenterialgefäßen durchquert werden, liegen nicht retroperitoneal, sondern im Mesenterium.
Sehen Sie sich nun wieder die Abb. 6.3a (unten) an.

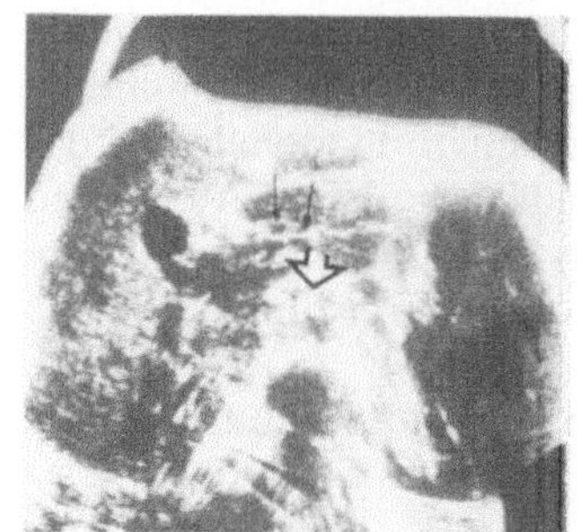

Abb. 6.3a

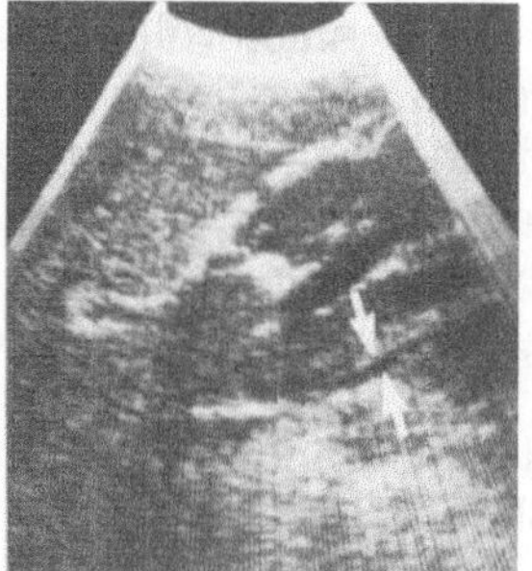

Abb. 6.3e

Ventral der Aorta sind zwei kleine, rundliche Strukturen zu erkennen (offener Pfeil). Um was handelt es sich?

Es kann sich nicht um Mesenterialgefäße handeln, da diese weiter ventral mitten in der Raumforderung verlaufen (↓). Es handelt sich also um zwei kleine retroperitoneale Lymphome. (Möglicherweise handelt es sich auch um den Beginn des Ductus thoracicus). Die beiden Mesenterialgefäße (↓) mit den umgebenden Lymphomen erscheinen unter dem Bild eines „Sandwich" (Müller).

Sehen Sie sich jetzt den Schnitt 6.3e an. Wo liegt die abgeplattete V. cava (↑, oben).

Versuchen Sie, sie auf einem Transversalschnitt zu lokalisieren (Abb. 6.3a, b, c, Seite 70).

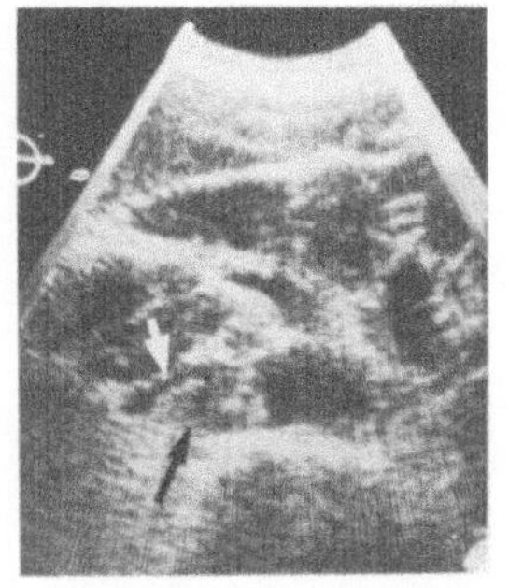

Abb. 6.3a

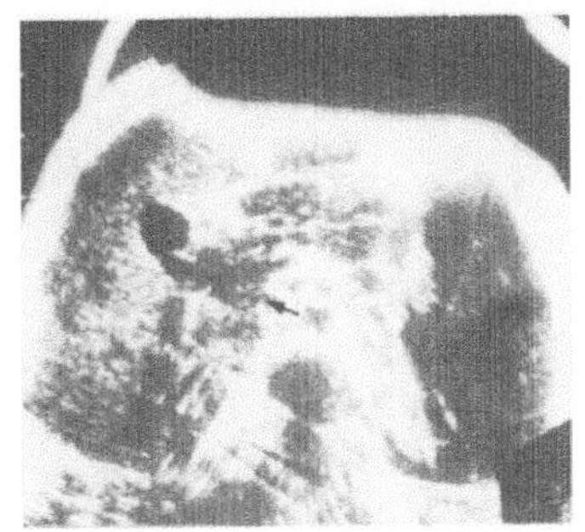

Abb. 6.3b

Die V. cava ist durch den weißen Pfeil in Abb. 6.3b markiert.

Sie ist völlig abgeflacht und nach ventral verdrängt durch retrokavale Lymphome (schwarzer Pfeil, oben). Der Schnitt 6.3a zeigt die dorsal der V. cava lokalisierten Lymphome ebenfalls (↑).

Können Sie die Lymphome auf dem Sagittalschnitt sehen (Abb. 6.3d, Seite 70)? In Abb. 6.3d (unten links) sind sie durch schwarze Pfeile markiert.

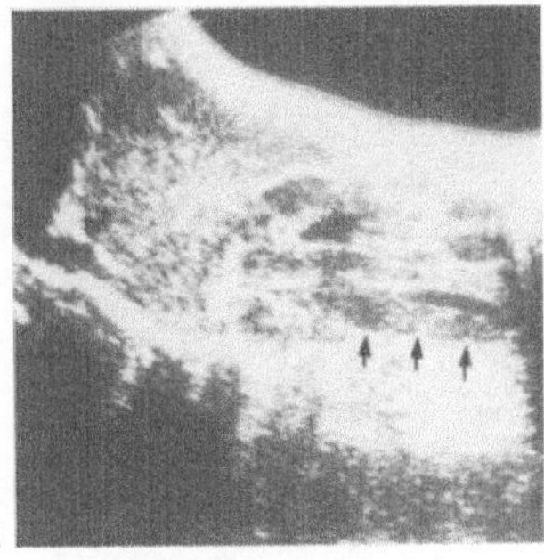

Abb. 6.3d

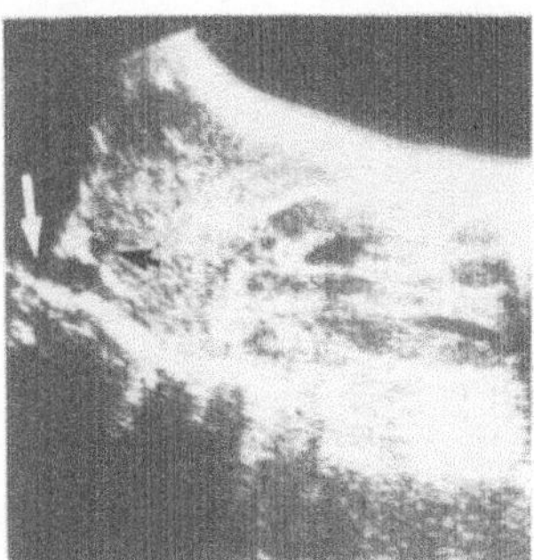

Abb. 6.3d

Eine letzte Frage: Um was handelt es sich bei der echofreien Struktur, die in Abb. 6.3d (oben rechts) durch den weißen Pfeil markiert wurde?

Es handelt sich nicht um einen Pleuraerguß, sondern um die normale Einmündung der V. cava inferior in den rechten Vorhof. Man kann das durch die Einmündung der medialen Lebervene (schwarzer Pfeil) in die Vena cava nachweisen.
Die vergrößerte Milz und die vergrößerten Lymphknoten sprechen für ein Lymphom. Sollten neben einer Thoraxübersichtsaufnahme weitere Untersuchungen durchgeführt werden? In diesem speziellen Fall ist die weitere Abklärung der abdominalen Lymphome durch eine Lymphographie nicht notwendig. Mesenteriale Lymphknoten werden durch die Lymphographie nicht erfaßt. Zur Beurteilung der Beckenregion kann die Lymphographie jedoch recht nützlich sein. Zur Abklärung evtl. vorhandener Lymphome im Mediastinum oder im Becken kann ein CT durchgeführt werden. Zur Abklärung des Abdomens reicht die Sonographie aus.

Kapitel 7

Postoperative Erkrankungen

7.1. und 7.2. Frau Leguan und Frau Waran haben sich vor einer Woche einer Operation des Verdauungstraktes unterzogen. Beide haben Fieber, beide haben Schmerzen.

7.1. Frau Leguan wurde cholezystektomiert. Über das T-Drain fließt klare Galle ab. Neben der Drainage entleert sich allerdings purulente Flüssigkeit.

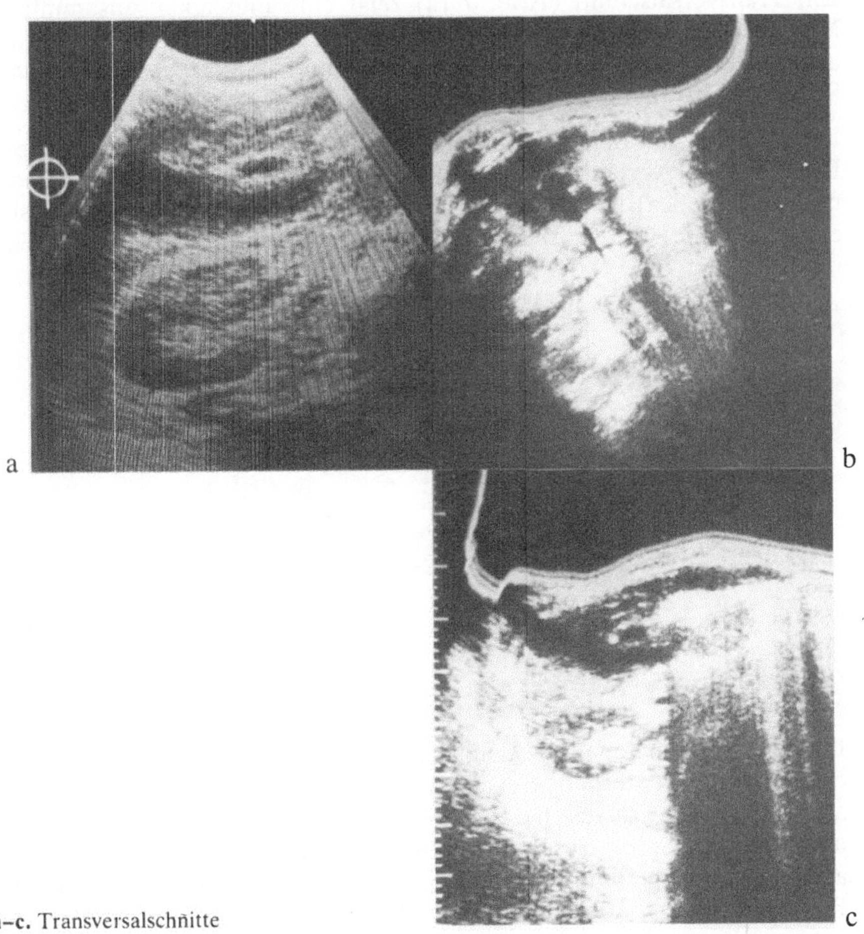

Abb. 7.1a–c. Transversalschnitte

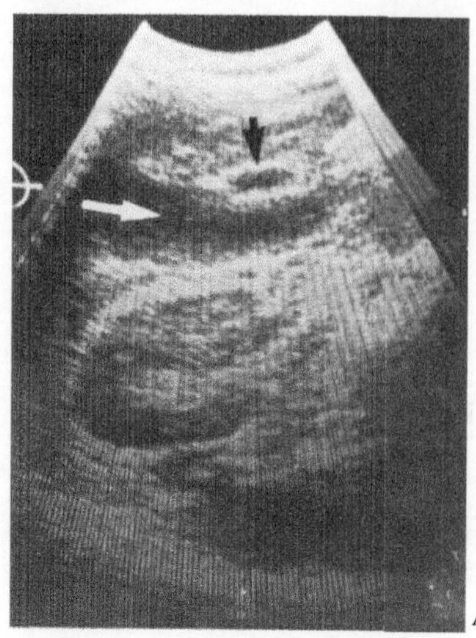

Abb. 7.1a

Ein Transversalschnitt (Abb. 7.1a) zeigt eine Flüssigkeitsansammlung in der Nähe der Leber (weißer Pfeil, oben) und neben der Niere. Diese Flüssigkeitsansammlung liegt nicht in Morisons Raum. Welche wichtige anatomische Struktur erlaubt es, die Flüssigkeitsansammlung exakt zu lokalisieren?

Die Antwort gibt der Transversalschnitt der Pfortader (schwarzer Pfeil, oben). Die Pfortader verläuft mit den umgebenden Strukturen (Ductus choledochus und A. hepatica) im Ligamentum hepatoduodenale, das – wie Sie sich sicher erinnern – die vordere Begrenzung des Foramen Winslowi (Foramen epiploicum) bildet.

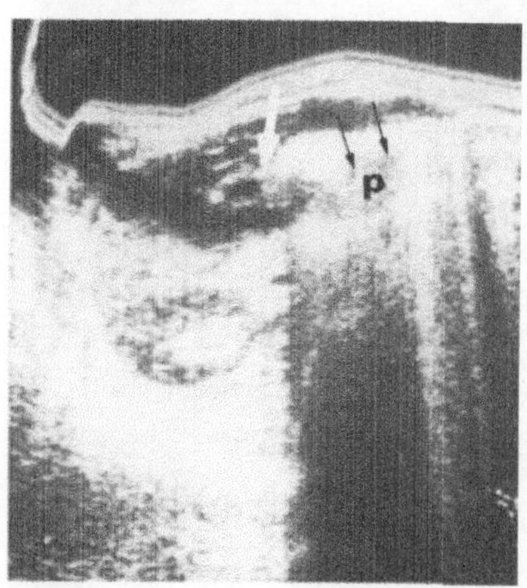

Abb. 7.1c

Das Ligamentum hepatoduodenale kann auch auf dem Schnitt 7.1c (weißer Pfeil, oben) lokalisiert werden. Beachten Sie lateral der Pfortader den kleinen, quer angeschnittenen Ductus choledochus. Der Querschnitt der A. hepatica ist direkt unterhalb der Spitze des weißen Pfeiles zu sehen. Wenn Sie die Flüssigkeitsansammlung nach links verfolgen, erkennen Sie die dünne Linie (schwarze Pfeile) ventral des Pankreas *(p)*, die der dorsalen Magenwand entspricht.

Jetzt haben Sie die Bursa omentalis lokalisiert, die in diesem Fall – vielleicht nur vorübergehend – virtuell bleibt. Der Abszeß sucht seinen Weg nach außen woanders. In Abb. 7.1b (unten) können Sie sehen, daß er die vordere Bauchwand penetriert (Pfeil).

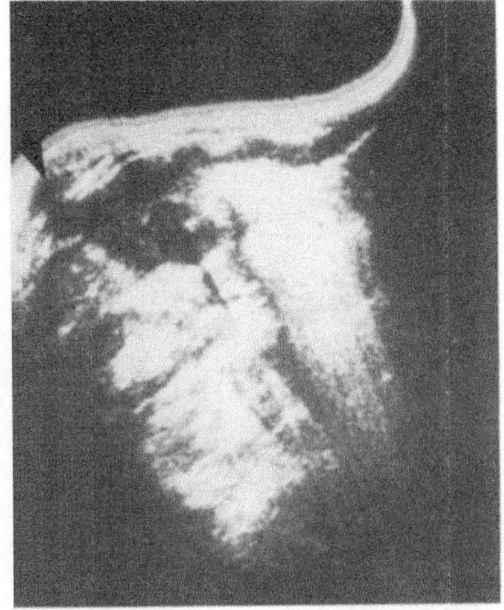

Abb. 7.1b

Abb. 7.1c (unten) zeigt einen Defekt in der vorderen Bauchwand, der bis unter die vorgewölbte Haut reicht (Pfeil).

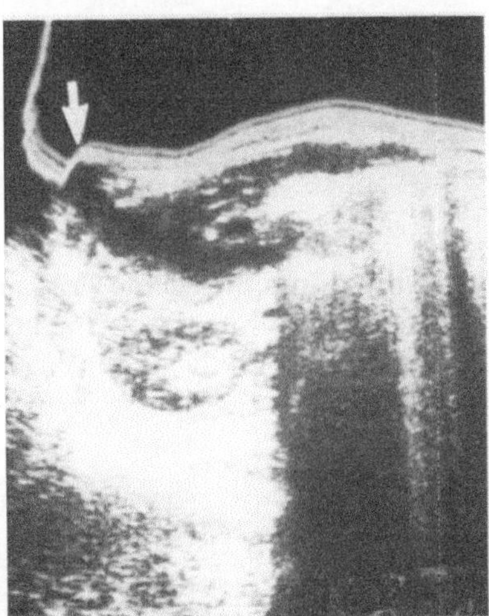

Abb. 7.1c

Offensichtlich haben wir es mit einem subhepatischen Abszeß zu tun, der gerade nach außen durchbricht und droht, in die Bursa omentalis einzubrechen.
Die Patientin wurde wenige Minuten nach der (sonographischen) Diagnosestellung operiert: Es fand sich ein halber Liter Pus. Genauso hätte man unter sonographischer Kontrolle eine Saugspüldrainage einlegen können, wodurch der chirurgische Eingriff zu vermeiden wäre.

7.2. Frau Waran ist 72 Jahre alt, aber geistig jung geblieben. Wegen einer akuten Appendizitis mußte sie notfallmäßig operiert werden. Eine Woche später mußte ein Abszeß in der Fossa iliaca chirurgisch drainiert werden. Einige Tage später trat erneut Fieber auf. Umschriebener Druckschmerz findet sich nicht. Liegt ein Rezidiv des alten Abszesses vor, oder hat sich ein neuer Abszeß an anderer Stelle gebildet?

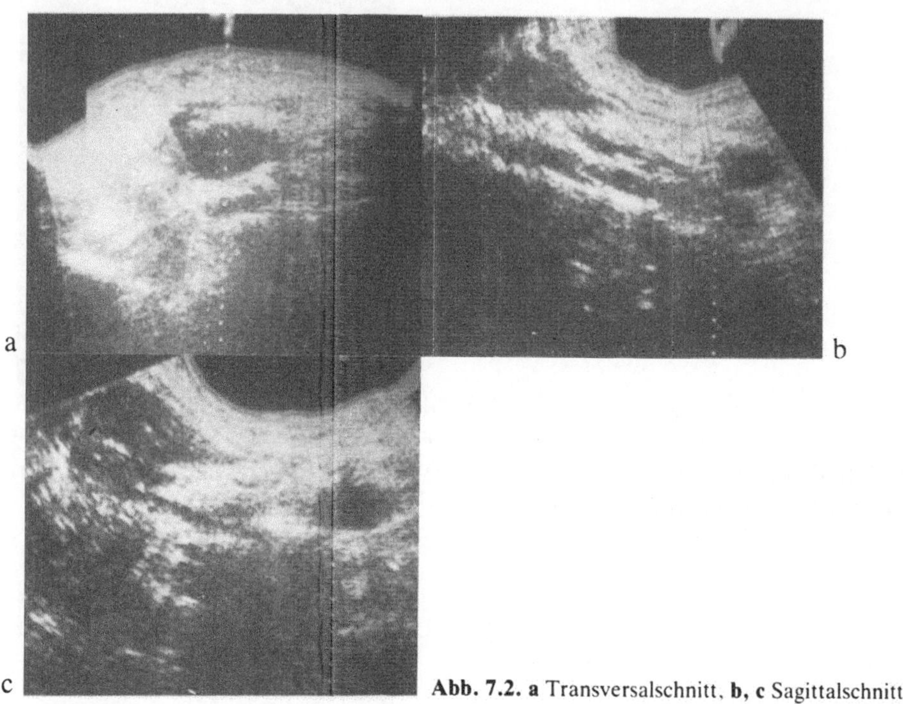

Abb. 7.2. a Transversalschnitt, **b, c** Sagittalschnitte

Schnitte durch die rechte Fossa iliaca zeigen keine Flüssigkeitsansammlung. Ein Transversalschnitt (Abb. 7.2a) ergibt allerdings eine deutliche Flüssigkeitsansammlung (Pfeile, unten) in Höhe des Nabels, der durch die Zentimeterskala markiert ist.

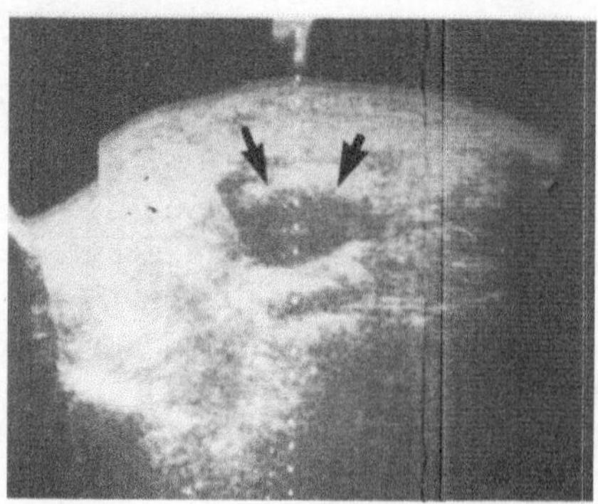

Abb. 7.2a

Ein Sagittalschnitt (Abb. 7.2b) durch die Aorta *(a)* und die V. mesenterica superior *(v)* zeigt diese Flüssigkeitsansammlung ebenfalls (Pfeile, unten).

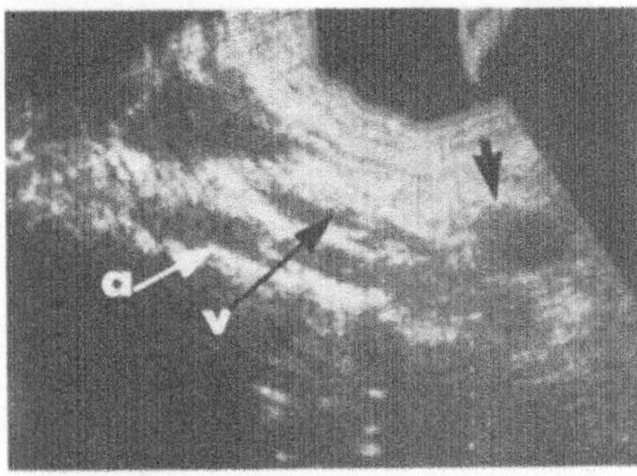

Abb. 7.2b

Gut. Der Abszeß ist gefunden. Aber können wir dem Chirurgen seine Position genauer angeben?

Ja. Die V. mesenterica superior erlaubt uns, das Mensenterium zu lokalisieren. Zusätzlich verläuft ein echofreier Streifen (Pfeil, unten) dorsal eines echoreicheren Streifens und ventral der Flüssigkeitsansammlung (Abb. 7.2a und b).

a b

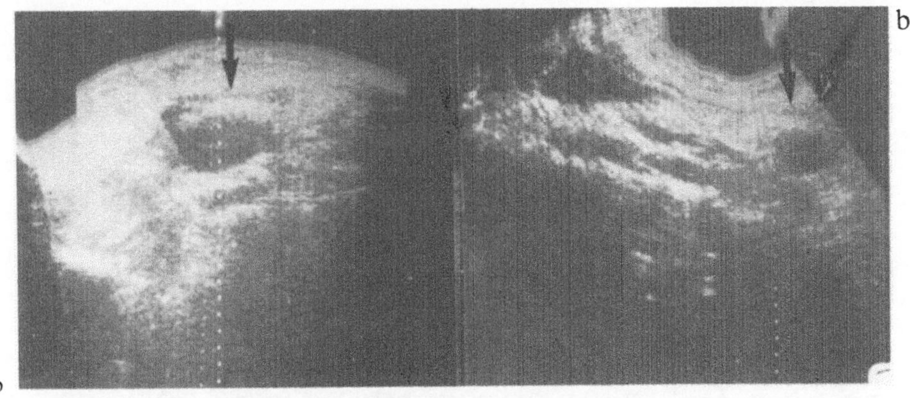

Abb. 7.2a, b

Dieser echoreiche Streifen entspricht dem Omentum maius. Wir können daher festhalten, daß die Flüssigkeitansammlung in der Tiefe zwischen dem Omentum maius und Dünndarmschlingen liegt. Dieses Areal ist normalerweise sonographisch recht schwierig zu explorieren, da intestinale Luft die Schallausbreitung verhindert.

Patienten, bei denen postoperative intraabdominale Abszesse vermutet werden, sollten daher besser computertomographisch untersucht werden, da diese Untersuchung in der Tiefe lokalisierte Abszesse präziser erfaßt.

Wir haben jedoch gerade wiederum demonstriert, daß mit einer sorgfältigen Ultraschalluntersuchung oft peritoneale und retroperitoneale Strukturen sehr genau identifiziert werden können.

7.3. Herr Drusenkopf wurde ebenfalls cholezystektomiert. Er klagt jetzt über Schmerzen in der rechten Seite und hat Fieber.

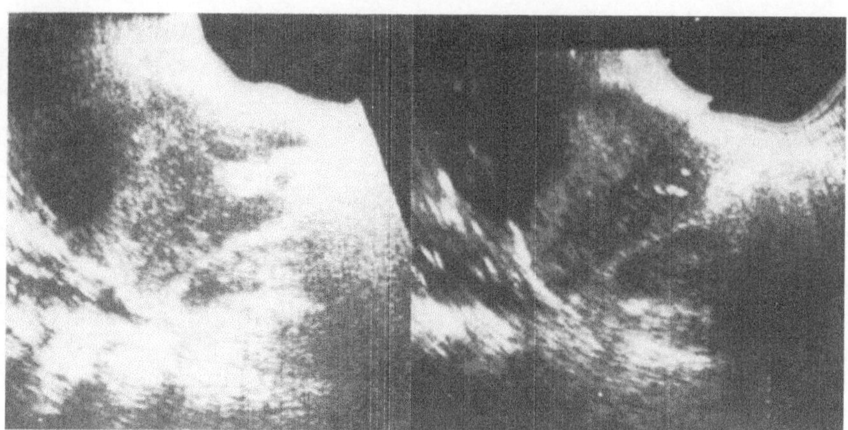

Abb. 7.3a, b

Die Sonogramme der Abb. 7.3 sind Sagitalschnitte durch den rechten Oberbauch. Sie haben sicherlich die große Flüssigkeitsansammlung (weiße Pfeile, unten) zwischen Leber und Zwerchfell bemerkt. Es handelt sich um einen subphrenischen Abszeß.

Können wir den Fall abschließen?

Nein. Es ist noch etwas zu erkennen... (Antwort unten[1]).

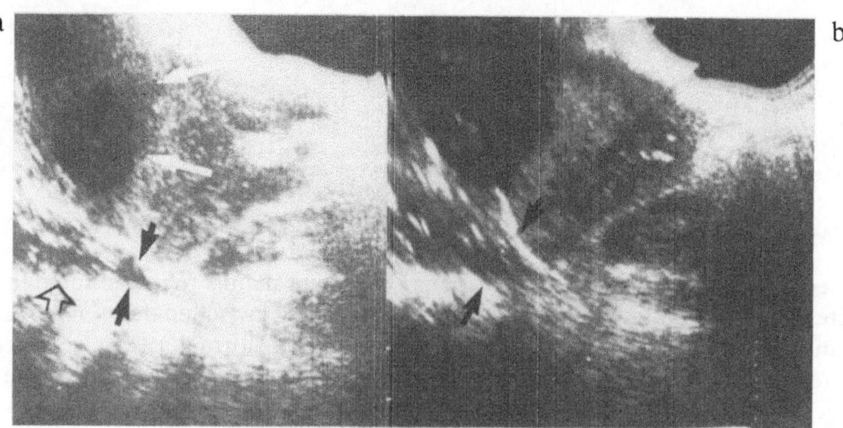

Abb. 7.3a, b

1 Es ist ein rechtsseitiger Pleuraerguß zu erkennen (schwarze Pfeile, oben). Durch den Pleuraerguß kann die dorsale Thoraxwand (offener Pfeil) dargestellt werden, die normalerweise durch die pulmonale Luft verdeckt wird

7.4. und 7.5. Frau Dornschwanz und Frau Agame wurden vor mehreren Jahren operiert. Beide beklagen sich über eine Schwellung des Abdomens.

7.4. Frau Dornschwanz wurde wegen eines Kolonkarzinoms kolektomiert.

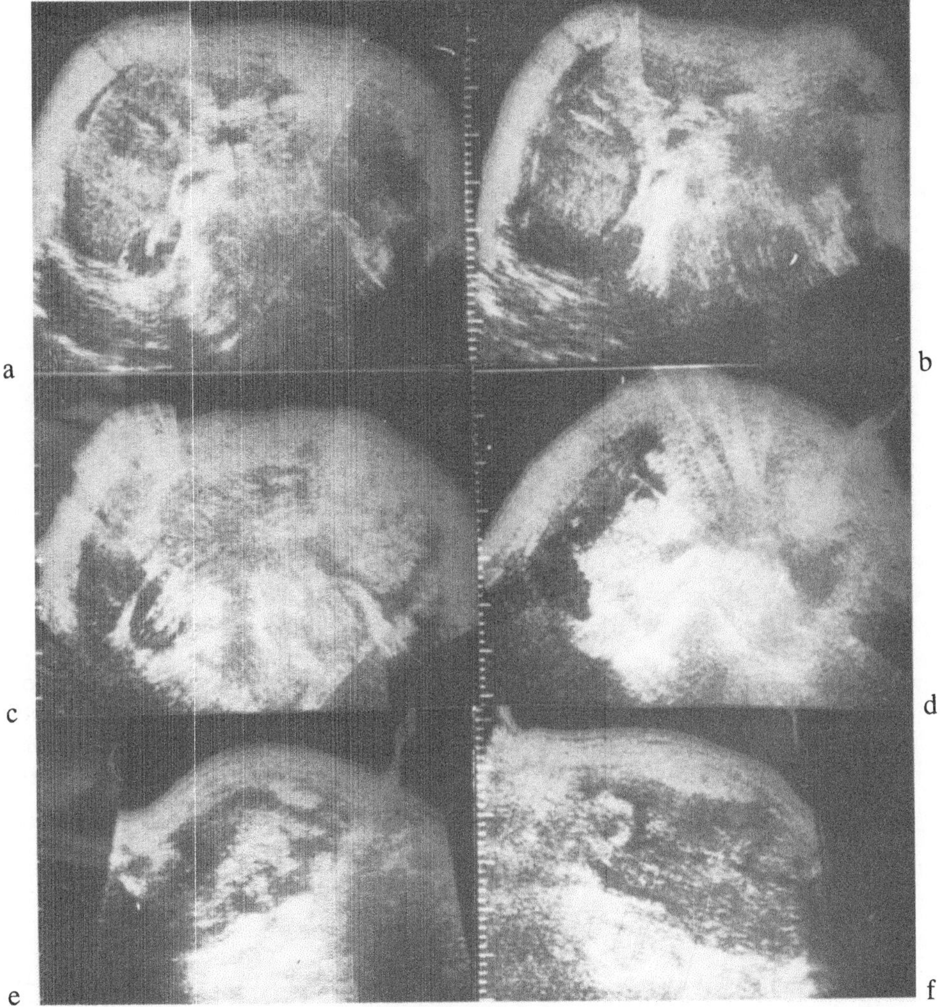

Abb. 7.4. a–e Transversalschnitte, **f** Sagittalschnitt

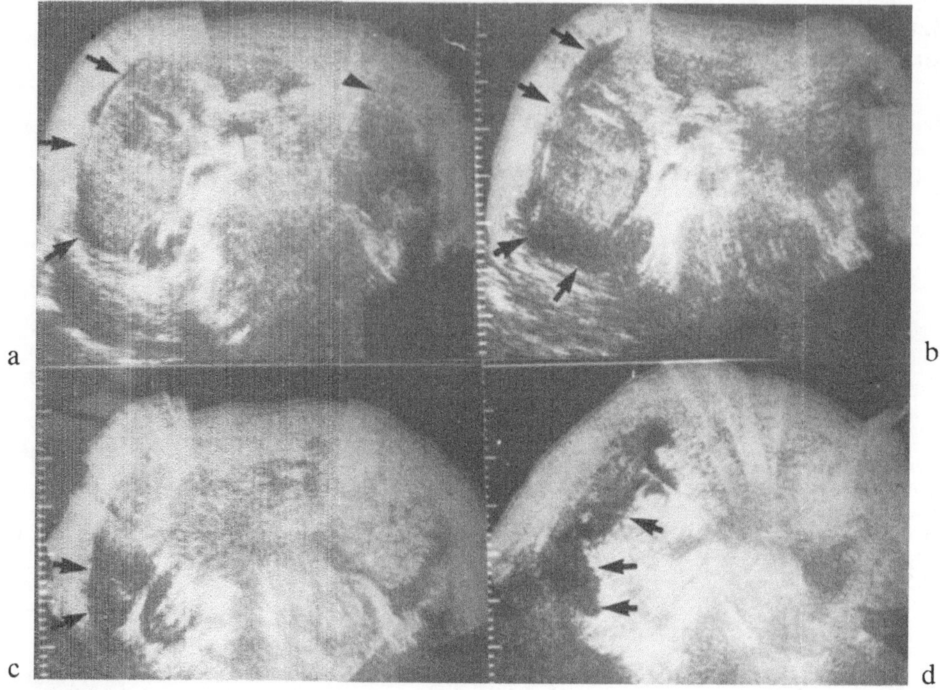

a b c d

Abb. 7.4a–d

Die vier transversalen Schnitte 7.4a–d lassen ganz klar Ascites erkennen. Ein echofreier Streifen – typisch für Flüssigkeit – umgibt die Leber (↓ , oben).

Vergleichen Sie dieses Bild der perihepatischen Flüssigkeit mit dem des Pleuraergusses in Abb. 1.1a und b. Kleinere intraperitoneale Flüssigkeitsmengen liegen ventral und lateral der Leber, während ein Pleuraerguß retrohepatisch lokalisiert ist. Warum ist retrohepatisch normalerweise kein Ascites vorhanden? (Antwort unten[1]).

Wir wollen jetzt die verschiedenen intraperitonealen Recessus analysieren.

Findet sich Flüssigkeit in der Bursa omentalis?

Nein. Magen und Pankreas befinden sich direkt nebeneinander (Abb. 7.4a, nächste Seite). In Morisons Raum (Morison's pouch) ist allerdings Flüssigkeit zu erkennen (Pfeile, Abb. 7.4a, nächste Seite).

---

1 Weil die Leber dorsal nicht vom Peritoneum überzogen ist

a 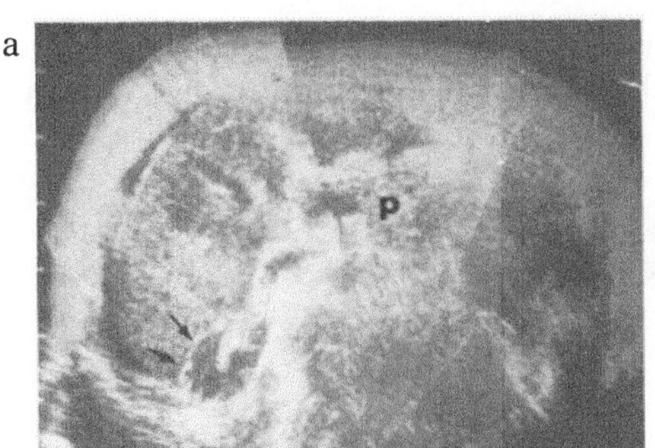

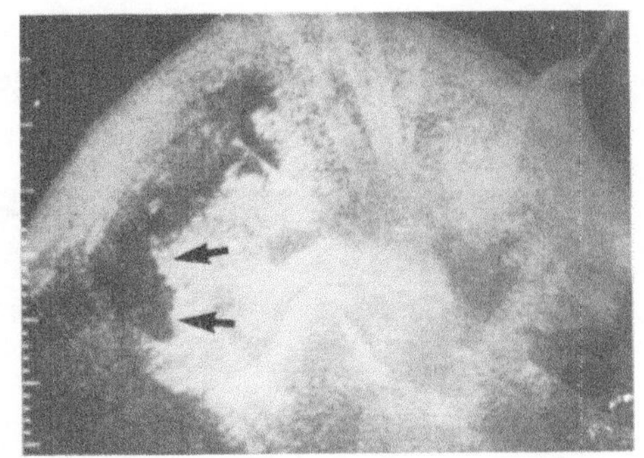 d

Abb. 7.4a, d

Der Schnitt 7.4d zeigt rechts parakolisch freie Flüssigkeit (Pfeile oben).

Die Schnitte 7.4e und f sind durch die Fossa iliaca dextra gelegt. Hier ist eine schlecht begrenzte Raumforderung zu erkennen (Pfeile, unten), die mehrere echoarme Areale enthält.

Handelt es sich um freien oder abgekapselten Ascites?

e 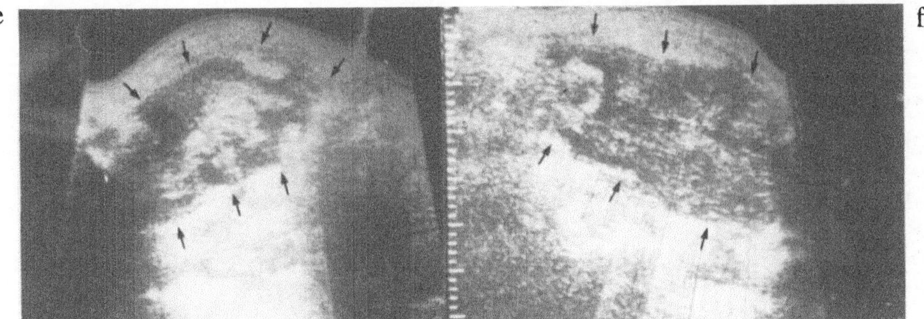 f

Abb. 7.4e, f

Die Antwort kann man nach einer Positionsänderung des Patienten geben. In Linksseitenlage ändert sich dieses Bild nicht. Es handelt sich also um abgekapselten Ascites, der fixierte Dünndarmschlingen umspült. Ein derartiges Bild findet sich oft bei einer Peritonealkarzinose. Man sieht es auch gelegentlich beim Pseudomyxoma peritonei (und bei tuberkulösem Ascites). Wir können jetzt versuchen, unsere Diagnose zytologisch zu bestätigen, nachdem eine sonographisch geführte Punktion durchgeführt wurde. Eine Magen-Darm-Passage und ein Kolon-Kontrasteinlauf sind unverzichtbar, um zu entscheiden, ob ein chirurgischer Eingriff notwendig ist, falls ein Verschluß droht.

7.5. Frau Agame wurde wegen eines Ovarialkarzinoms vor 5 Jahren operiert und bestrahlt. Ihr Abdomen ist jetzt angeschwollen. Die Palpation ergibt keinen besonderen Befund.

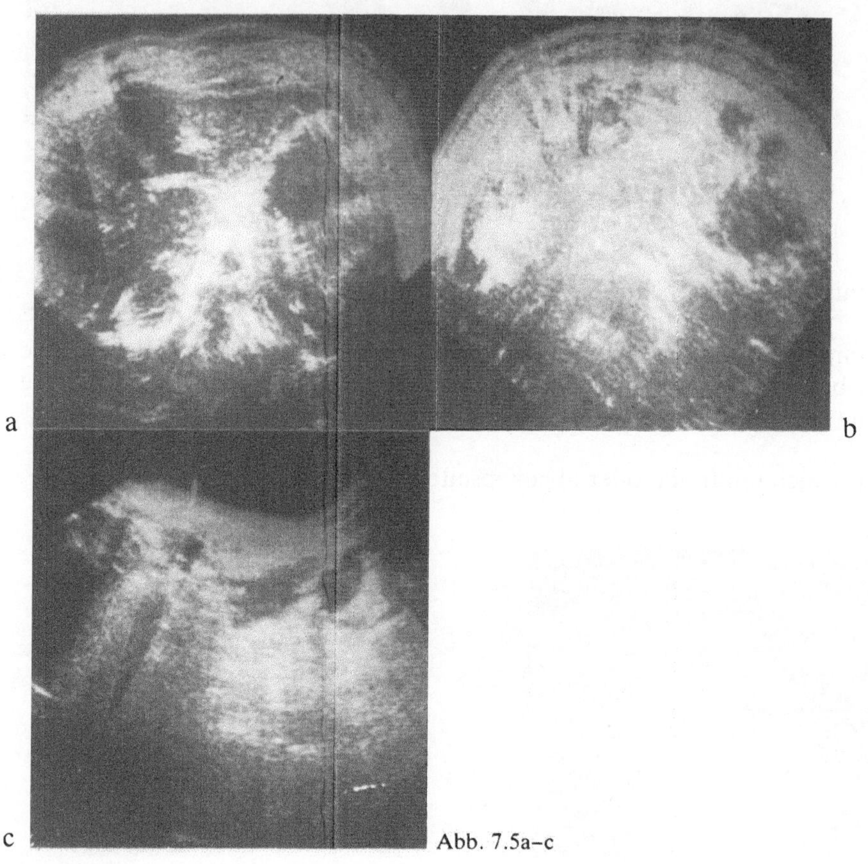

Abb. 7.5a–c

Die Abb. 7.5a und b sind parallele Transversalschnitte in Höhe des Xiphoids, bzw. in Höhe des Nabels. Abbildung 7.5c ist ein Sagittalschnitt durch die linke Flanke.
Im linken Oberbauch ist in der Nähe des linken Leberlappens eine gut begrenzte Raumforderung zu erkennen (↓ , unten). Eine eindeutige Verbindung zu einem Organ ist nicht erkennbar.

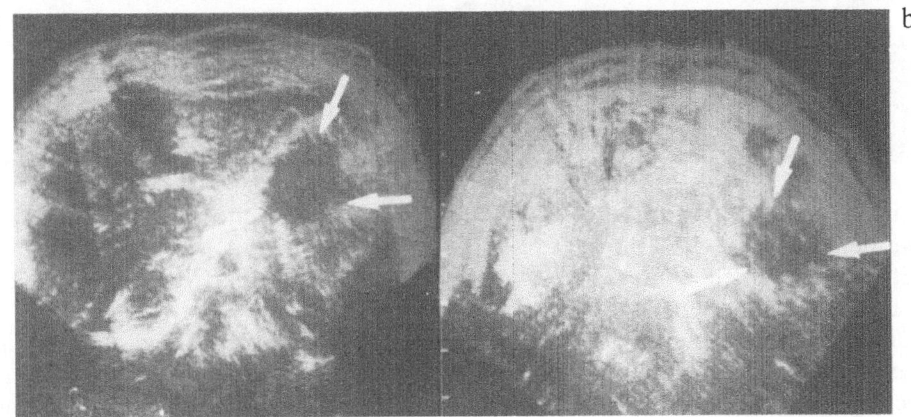

Abb. 7.5a, b

Dieses Bild sollte uns sehr an das erinnern, was wir gerade in der Fossa iliaca von Frau Dornschwanz gesehen haben (Abb. 7.4e und f, Seite 83). Höchstwahrscheinlich handelt es sich um einen peritonealen Prozeß. Es ist jedoch nicht möglich, zu unterscheiden zwischen Peritonealmetastasen, septiertem Ascites und fixierten Dünndarmschlingen, die mit Flüssigkeit angefüllt sind.

Ist auch freier Ascites vorhanden?

Ja. Ein kleiner Flüssigkeitsstreifen (schwarzer Pfeil, Abb. 7.4a, unten) ist direkt ventral der Leber zu erkennen. Ein peritonealer Prozeß in diesem Areal würde ähnlich aussehen. Die Differenzierung gelingt durch eine erneute Untersuchung nach Lageänderung des Patienten.

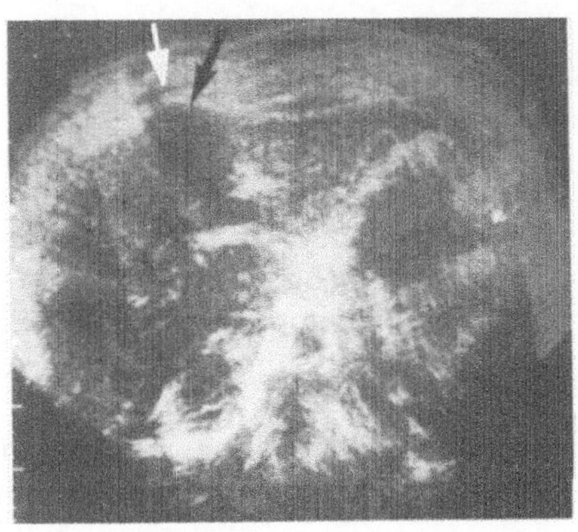
Abb. 7.5a

a

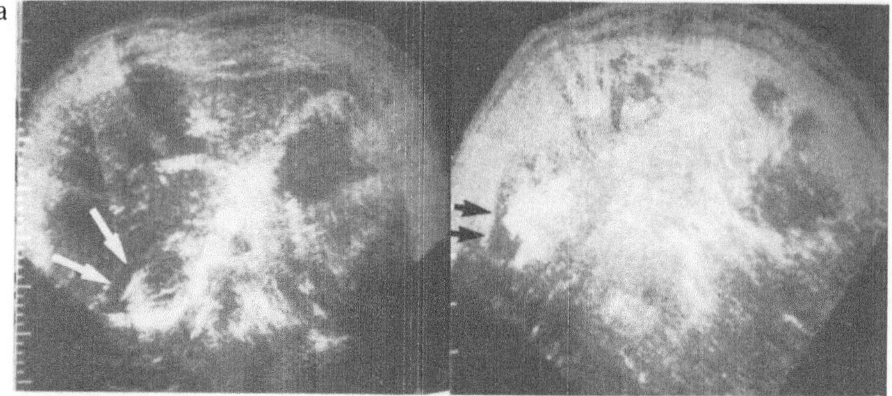

b

Abb. 7.5a, b

Ein parietaler Fettstreifen (weiße Pfeile) sollte mit Ascites nicht verwechselt werden.

Etwas Flüssigkeit findet sich auch in Morisons Raum (Morison's pouch) (↓, Abb. 7.5a, oben) und parakolisch (Abb. 7.5b, oben, →).

Falls die Unterscheidung zwischen Flüssigkeit und Fett irgendwelche Schwierigkeiten macht (nur Fett mit reichlich Bindegewebe, z.B. perirenales Fett, ist echogen), muß besonders nach einer Veränderung während des Respirationszyklus und nach Positionswechsel gesucht werden: Fettgewebe ist konstant nachweisbar, während freie Flüssigkeit die Lokalisation ändert.

Was entspricht dem kaudalsten, ovalen, echofreien Gebilde im Sagittalschnitt Abb. 7.5c?

Es handelt sich um die Harnblase (schwarzer Pfeil, unten).

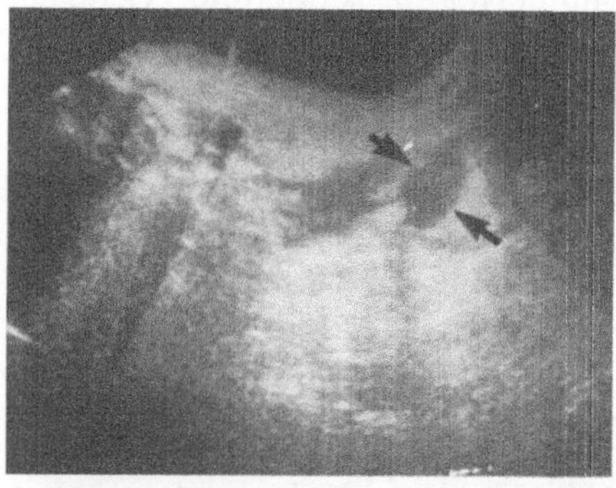

Abb. 7.5c

Wie kann die Diagnose weiter abgeklärt werden?

- Zunächst CT. Bei dieser Patientin zeigte der CT, daß die Raumforderung überwiegend septiertem Ascites entsprach.
- Wahrscheinlich sollte auch eine sonographisch gezielte Feinnadelpunktion für eine zytologische Untersuchung durchgeführt werden. Diese Prozedur ist allerdings nur wertvoll, wenn die Dignität des Ascites zweifelhaft ist. Aufgrund der Anamnese kann der Ascites in diesem Fall dem Ovarialtumor zugeordnet werden.
- Konventionelle Röntgenuntersuchungen des Verdauungstraktes sind indiziert, wenn ein chirurgischer Eingriff geplant ist.

7.6. Frau Strauß wurde vor 3 Jahren kolektomiert. Sie klagt über Schmerzen im linken Oberbauch.

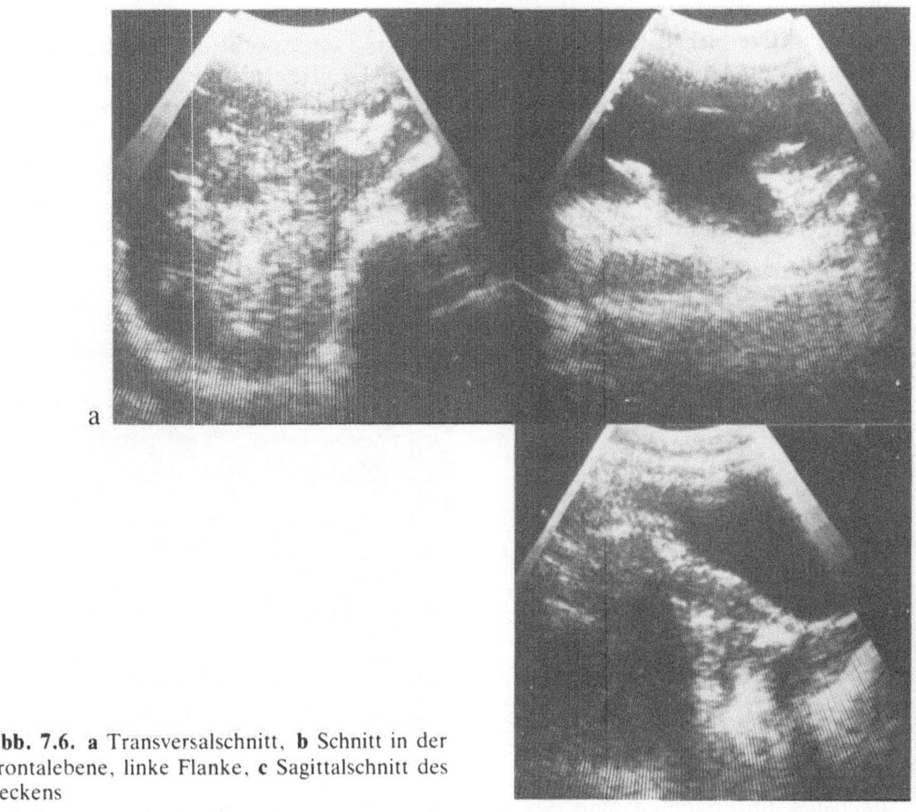

Abb. 7.6. a Transversalschnitt, **b** Schnitt in der Frontalebene, linke Flanke, **c** Sagittalschnitt des Beckens

Auf dem Transversalschnitt durch die Leber (Abb. 7.6a) haben Sie sicherlich Lebermetastasen erkannt (↓).

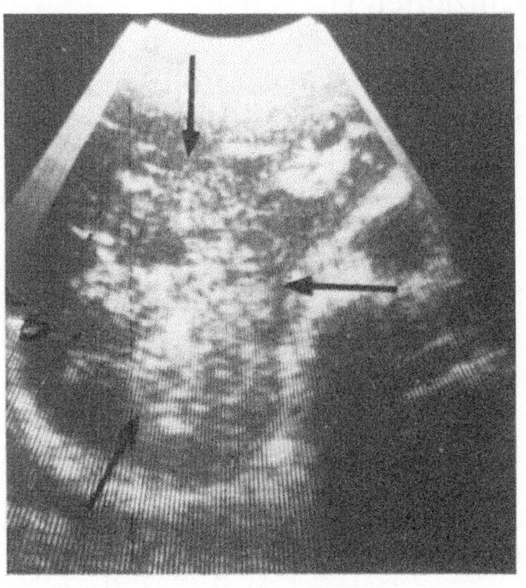

Abb. 7.6a

Die Kombination echoreicher und echoarmer Areale würde in einigen Ländern sofort an eine alveoläre Echinokokkose denken lassen. Hier spricht die Anamnese allerdings nicht für diese seltene Parasitose (insbesondere liegt kein Berufsrisiko vor[1]). Dagegen ist anamnestisch ein Kolontumor bekannt. Die chronische aktive Hepatitis und das Hepatom sind andere differentialdiagnostische Möglichkeiten, die durch eine sonographisch gezielte Punktion abgeklärt werden könnten. Zuvor müßten multiple Hämangiome durch eine Computertomographie ausgeschlossen werden.
Ein linker Flankenschnitt zeigt eine Dilatation des gesamten Nierenbeckenkelchsystems (Abb. 7.6b, unten): Dilatierte Nierenkelche *(h)*, Nierenbecken (offener Pfeil) und Ureter (schwarzer Pfeil).

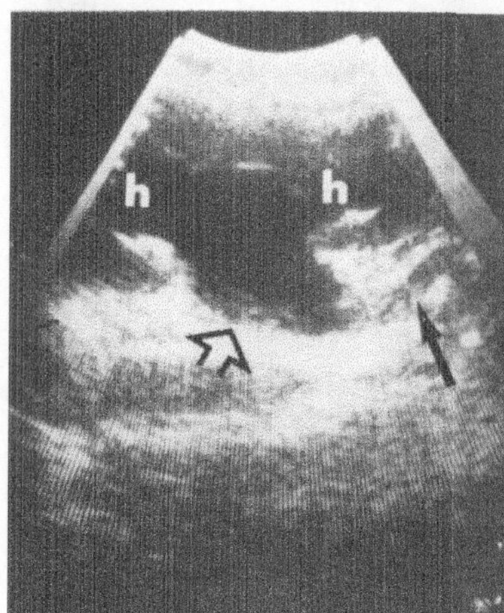

Abb. 7.6b

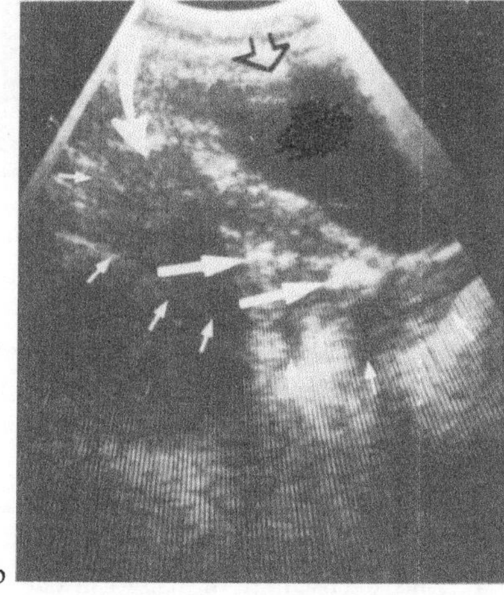
Abb. 7.6c

Als nächstes untersuchen wir das Becken (Abb. 7.6c, oben). Der Uterus (Abb. 7.6c, kleine Pfeile, oben) zeigt eine Fibromyomatose. Der größte Knoten (gebogener Pfeil) wird durch einen artifiziellen Schallschatten (Schallbeugung) verdeckt. Der offene Pfeil markiert die Harnblase, die großen Pfeile entsprechen kalzifizierten Herden.
Die linksseitige Hydronephrose wurde nicht durch eine Kompression des linken Ureters durch den vergrößerten Uterus verursacht, sondern durch eine Beckenkarzinomatose nach Kolonkarzinom.

1 Viehzüchter, Holzfäller

Kapitel 8

Die gelbe Gefahr

Herr Ibis, Frau Albatros, Frau Kormoran, Frau Pelikan und Herr Marabu haben alle etwas gemeinsam: Dick oder dünn, groß oder klein, haben sie alle das Aussehen einer (etwas verblühten) Butterblume.

8.1. Herr Ibis.

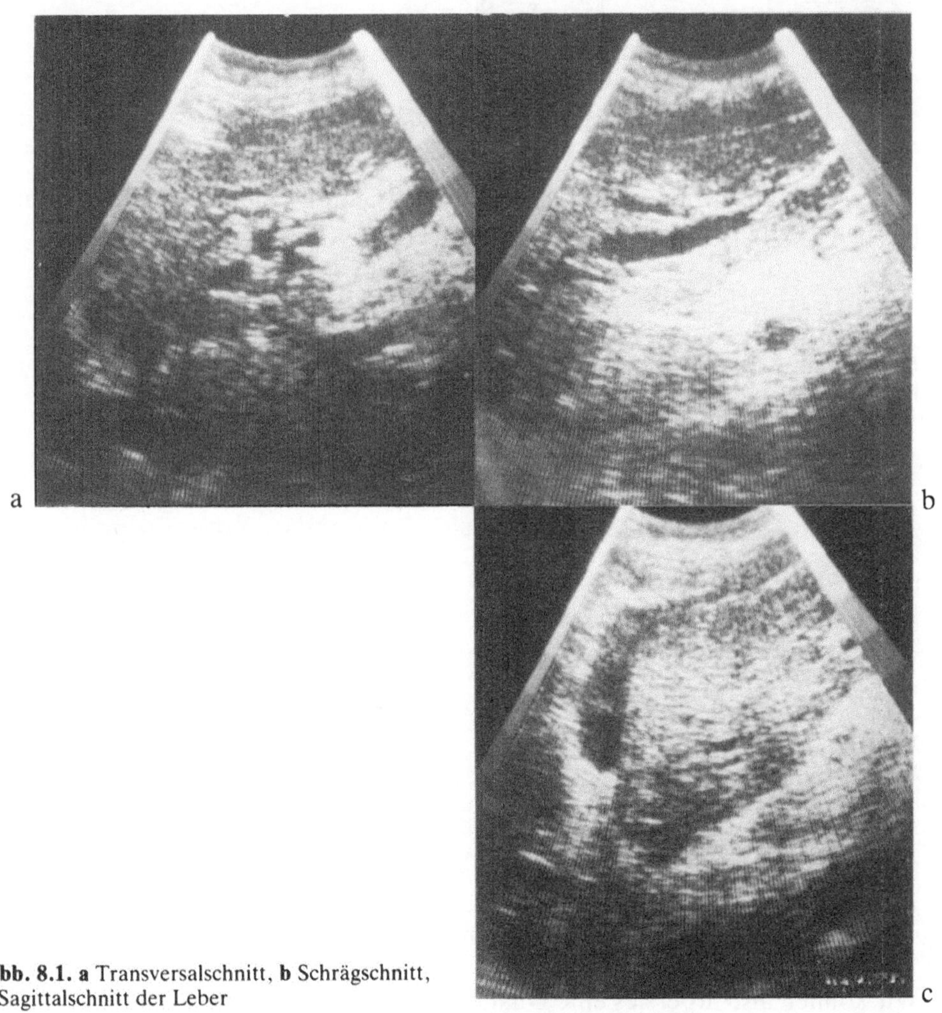

Abb. 8.1. a Transversalschnitt, **b** Schrägschnitt, **c** Sagittalschnitt der Leber

a) Bestehen bei Herrn Ibis Zeichen eines Gallenwegsverschlusses?

Ja: Abb. 8.1a unten...

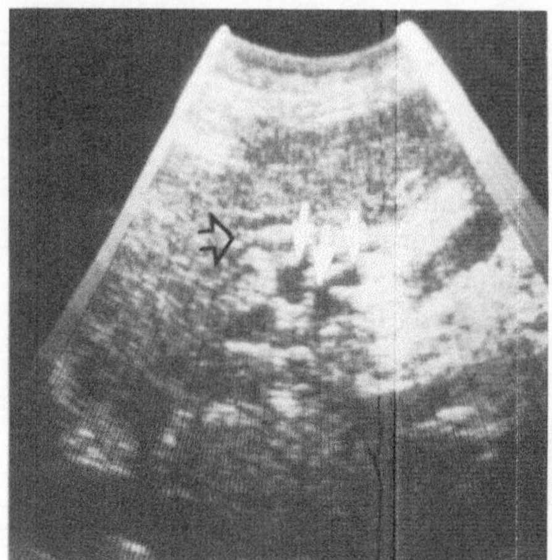

Abb. 8.1a

...zeigt ein ungewöhnliches intrahepatisches Gangsystem (↓) und ein intrahepatisches Doppelflintenzeichen (offener Pfeil).

Ein intrahepatisches Doppelflintenzeichen ist auch auf dem Sagittalschnitt des linken Leberlappens in Abb. 8.1c zu erkennen (offener Pfeil, unten).

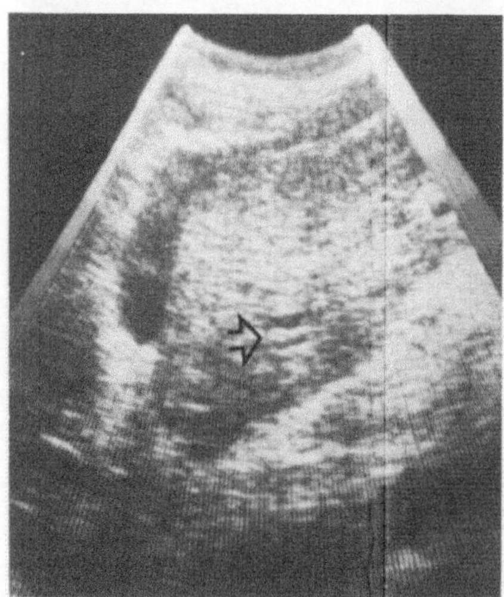

Abb. 8.1c

Wir können also als erstes eine Dilatation der Gallenwege feststellen.

b) In welcher Höhe liegt die Obstruktion?

Ein subkostaler Schrägschnitt (Abb. 8.1b, unten) zeigt...

b

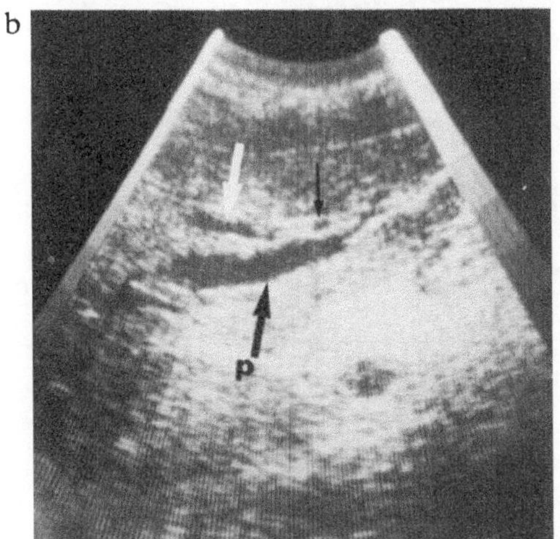

c

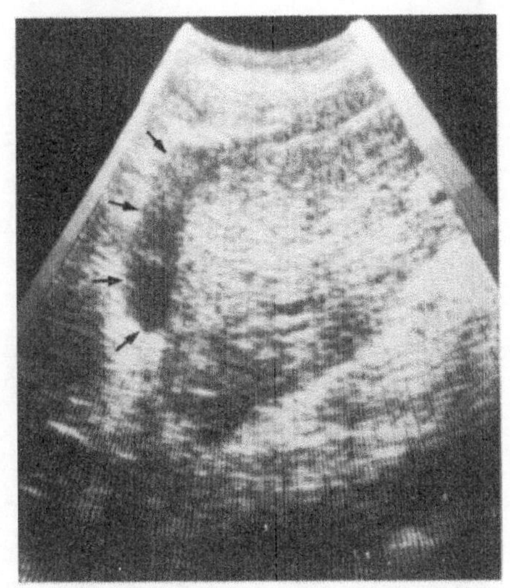

Abb. 8.1b, c

...die Pfortader *(p)*. Die ventral der Pfortader gelegene, tubuläre Struktur (weißer Pfeil) kann nicht den Gallengang darstellen, da sie von der Pfortader separiert ist. Die Real-time-Untersuchung bestätigt, daß es sich um die A. hepatica handelt. Der Ductus choledochus ist weiter kaudal zu erkennen (schwarzer Pfeil). Er hat einen normalen Durchmesser. Die Gallenwegsobstruktion liegt also an der Leberpforte.
In Höhe des Leberhilus ist keine tumoröse Raumforderung zu erkennen. Wir haben es also wahrscheinlich mit einem primären Gallengangskarzinom zu tun, das in Höhe des Zusammenflusses der Ductus hepatici liegt.

Bevor wir den nächsten Schritt besprechen, ist noch ein weiterer Befund zu erheben. Sie erkennen ihn sicherlich (wenn er Ihnen nicht schon aufgefallen ist). Auf dem Sagittalschnitt 8.1c zwischen Leber und Zwerchfell ist...

...ist Ascites zu sehen (→ oben), der eine Reihe von Vermutungen und Problemen nach sich zieht. Der Ascites war klinisch noch nicht bekannt.

Bei diesem Patienten werden wir den Ascites zur zytologischen Beurteilung punktieren. Anschließend sollte man eine perkutane Cholangiographie durchführen, um die Diagnose einer Gallenwegsobstruktion in Hilushöhe zu bestätigen, bevor eine palliative interne Drainage angelegt wird. Eine hiläre Obstruktion stellt eine eindeutige Indikation für eine perkutane Cholangiographie dar.

8.2. Frau Albatros hat einen Ikterus ohne begleitende klinische Symptome.

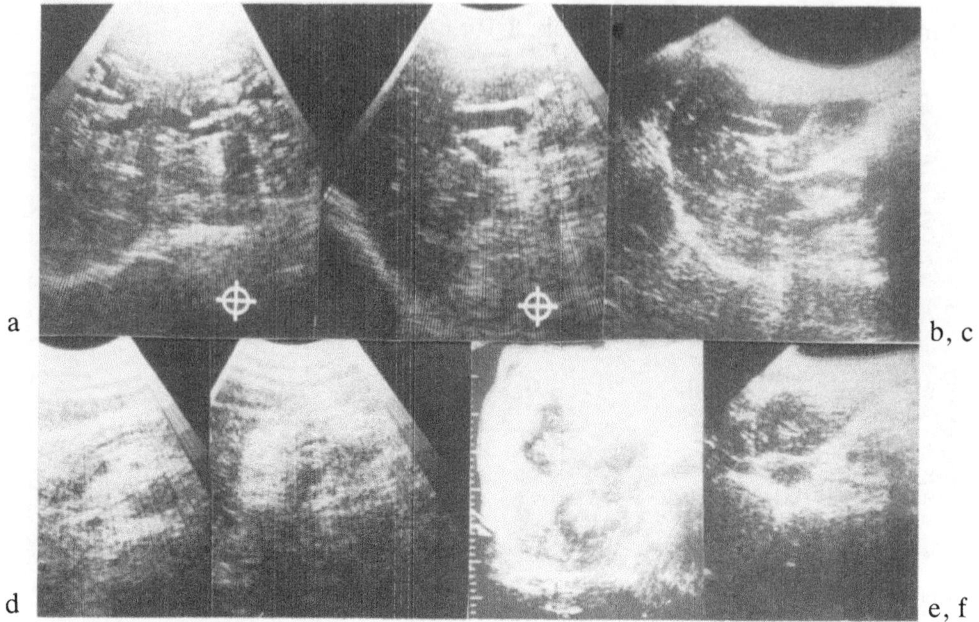

Abb. 8.2. a Interkostalschnitt, **b, c, e, g** Sagittalschnitte, **d, f** Transversalschnitte

Der Interkostalschnitt 8.2a (oben, danach unten) zeigt ein intrahepatisches Netzwerk von Gallengängen, die erheblich dilatiert sind (↓). Er zeigt auch ein hiläres Doppelflintenzeichen.

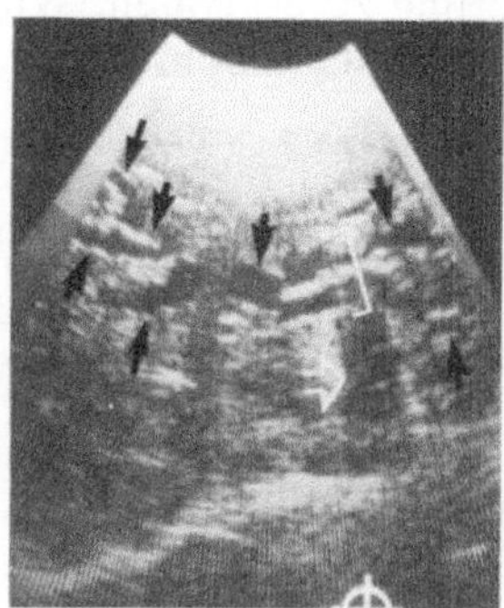

Abb. 8.2a

Dorsal der Pfortader ist ein Schallschatten (offener Pfeil) zu erkennen. Es handelt sich wahrscheinlich um einen Beugungsartefakt einer tubulären Struktur.

Daneben sind hinter einigen Gallengängen Schallverstärkungsphänomene zu registrieren, die durch die geringere Schallabschwächung der Galle zustandekommen.

Der Sagittalschnitt 8.2b zeigt ein subhepatisches Doppelflintenzeichen (Seite 92, danach unten, offener Pfeil).

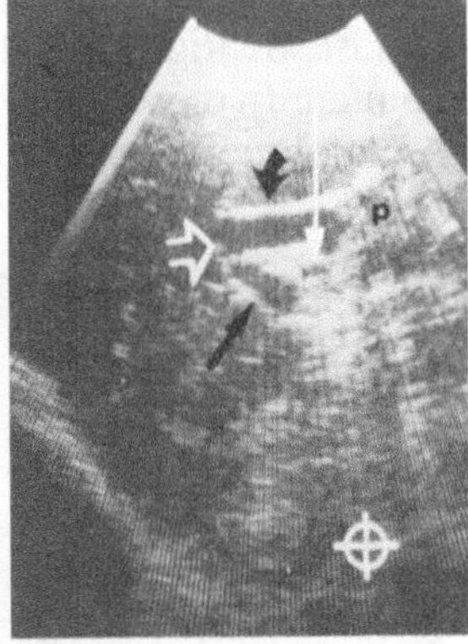

Abb. 8.2b

Es ist möglich, diese Struktur topographisch zuzuordnen, da...

...der rundliche Querschnitt einer kleinen tubulären Struktur zu erkennen ist, die dem rechten Ast der A. hepatica entspricht (weißer Pfeil, oben). Dieser Ast verläuft zwischen dem Gallengang (gebogener Pfeil) und der Pfortader (schwarzer Pfeil). Der Ductus choledochus grenzt weiter kaudal an das Pankreas *(p),* das auf diesem Schnitt normal erscheint.

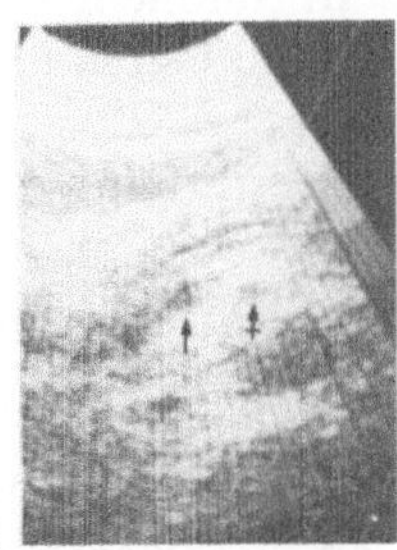

Abb. 8.2d

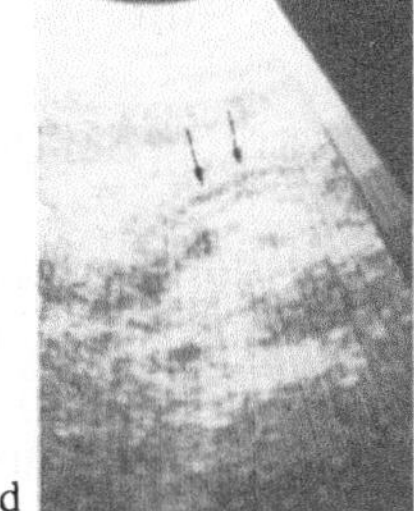

d

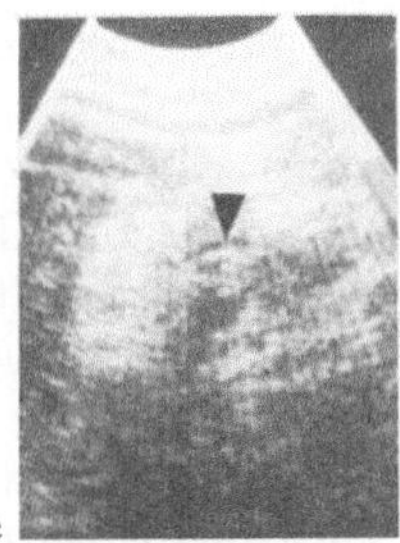

e

Sehen Sie sich jetzt den Transversalschnitt 8.2d an (Seite 92, danach oben). Er zeigt ventral des brillenglasähnlichen Querschnittes der Mesenterialgefäße das Pankreas. Liegt die Mesenterialvene weiter rechts oder weiter links als die Mesenterialarterie?

...Weiter rechts (↑). In dieser Schnittebene sind die quergetroffenen Mesenterialgefäße mehr als 1 cm voneinander getrennt, da die Mesenterialvene hier nach rechts auslädt, um sich mit der Milzvene im Pfortaderkonfluens zu verbinden.
Das Lumen der Mesenterialvene ist etwas größer und etwas echoärmer als das Lumen der Mesenterialarterie, während die Wand der Vene dünner ist. Die weiter rechts, ventral der Aorta gelegene Struktur (‡), entspricht also der A. mesenterica superior.

Ein auffälliger Befund in dieser Abbildung ist...

...eine Erweiterung des Pankreasganges (Pfeile, Abb. 8.2d und e, oben).

Die Kombination „Dilatation des Pankreasganges und Dilatation des Ductus choledochus“ zeigt eine Obstruktion der Sphinkterregion durch einen Pankreas- oder einen distalen Gallengangstumor an. Diese Interpretation dieser Kombination ist wichtig, wenn der Tumor zu klein ist, um eindeutig abgegrenzt werden zu können. In diesem Fall ist der Tumor jedoch sichtbar (↓ Abb. 8.2f und g, unten). Auch ohne Dilatation des Ductus pancreaticus hätten Sie ihn erkannt.

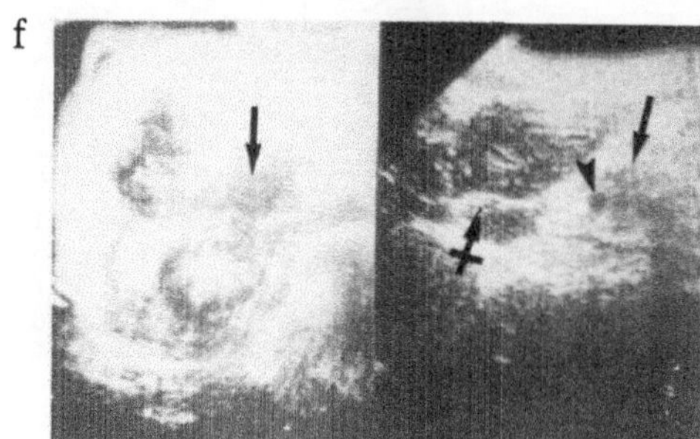

Abb. 8.2f, g

Jetzt haben wir noch zwei Fragen zur Anatomie, die die Abb. 8.2g (oben) betreffen, die – wie Sie sich erinnern – einen Sagittalschnitt darstellt.

a) Um was handelt es sich bei der linearen Struktur, die den Lobus caudatus vom rechten Leberlappen abgrenzt (‡)?
b) Um was handelt es sich bei der kleinen, rundlichen, echofreien Struktur, die mit dem Oberrand des Pankreas in Kontakt steht (Pfeilspitze)?

...a) Ein Bindegewebsstrang, der die obliterierten Überreste des Ductus venosus enthält.
...b) Ein Sagittalschnitt der Milzarterie oder -vene (wahrscheinlich der Milzarterie, wenn man das Aussehen des Gefäßlumens betrachtet).

Wir haben es also mit einem Ikterus zu tun, der durch ein Pankreaskarzinom verursacht wurde. Erinnern Sie sich an die Kombination: „Dilatation des Pankreasganges + Dilatation des Ductus choledochus = Raumforderung in der Papillenregion“.
Beachten Sie, daß wir uns bisher nicht mit der Gallenblase beschäftigt haben, da die Gallenblase weniger entscheidend für unsere diagnostische Analyse ist als die Gallengänge.
Man sollte jedoch immer noch nachsehen, ob Gallensteine oder ein Gallenblasentumor vorliegen. Auch das Vorhandensein oder Fehlen von Lebermetastasen muß abgeklärt werden. Dabei sollten wir an die Möglichkeit denken, daß dilatierte intrahepatische Gallengänge eine heterogene Leberstruktur verursachen, die mit Metastasen nicht verwechselt werden sollte.
Sind andere präoperative Maßnahmen notwendig? Als einziges sollte eine Computertomographie in Betracht gezogen werden, um die Ausdehnung des Tumors zu bestimmen. Weitere Untersuchungen, insbesondere eine perkutane oder retrograde Cholangiographie würde den Patienten und seine Brieftasche (oder die seiner Versicherung) nur weiter belasten.

8.3. Frau Kormoran hat ebenfalls einen Ikterus.

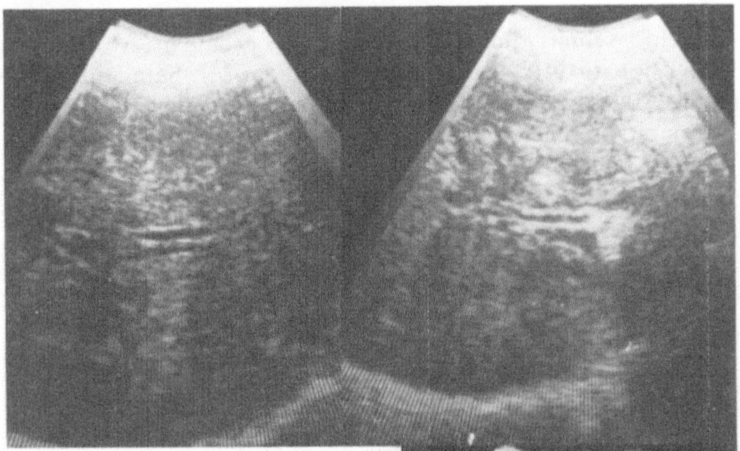

a b 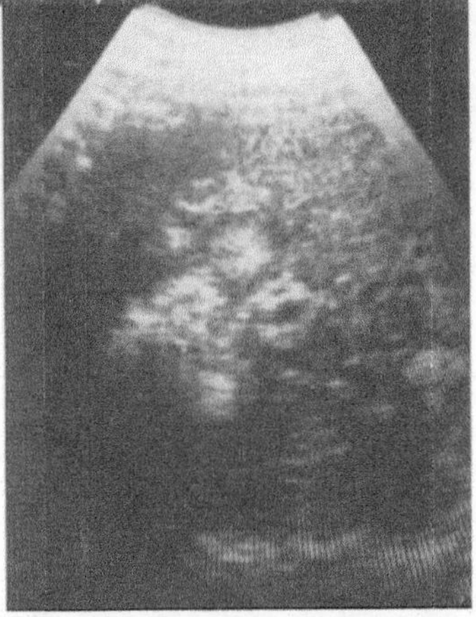 c

Abb. 8.3. a Schrägschnitt, **b** subkostaler Schrägschnitt, **c** Transversalschnitt

a) Finden sich objektive Zeichen für eine Gallenwegsobstruktion?

Ja. Der subkostale Schrägschnitt 8.3a zeigt mehrere Doppelflintenphänomene (oben, danach ↓ rechts).

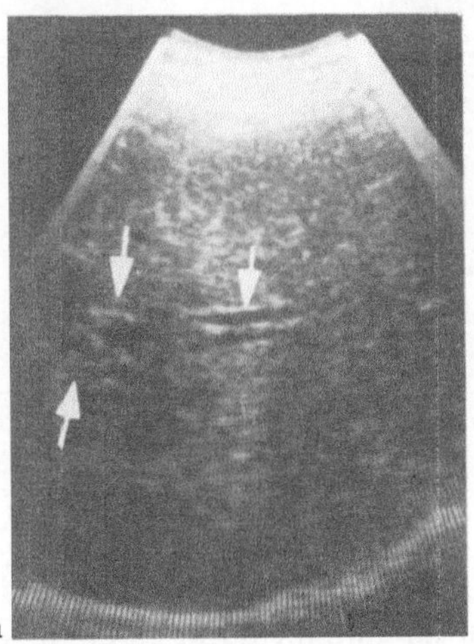

Abb. 8.3a

b) In welcher Höhe ist die Obstruktion zu lokalisieren?

Ein Schrägschnitt durch den rechten Oberbauch (Ab. 8.3b, unten) zeigt den Ductus hepaticus (↓) ventral der Pfortader *(p)*. Sein Durchmesser beträgt nicht mehr als die Hälfte des Pfortaderdurchmessers, d. h. er ist normal. Wir können also eine Obstruktion in Höhe der Leberpforte annehmen.

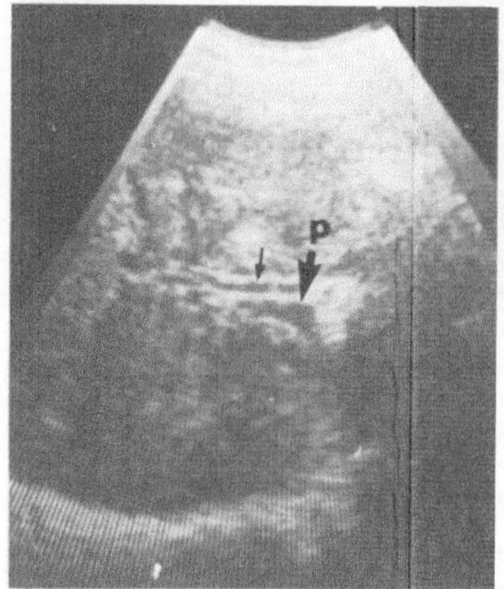

Abb. 8.3b

c) Was liegt der Obstruktion zugrunde?

Ein Transversalschnitt in Hilushöhe (Abb. 8.3c) zeigt intraparenchymatöse noduläre Läsionen (↓ unten).

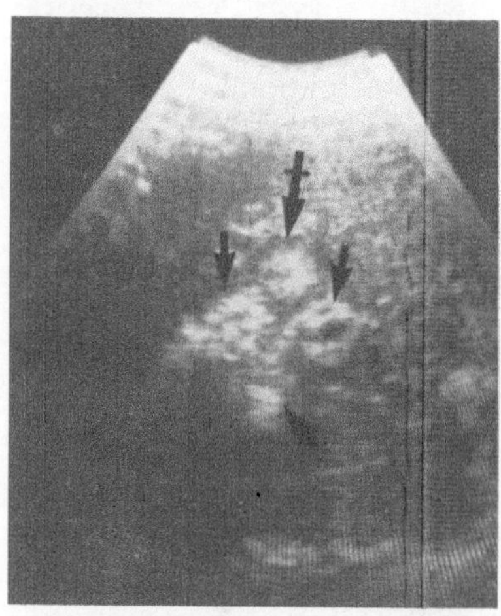

Abb. 8.3c

Eine dieser Läsionen ist kokardenförmig (‡). Wir haben es also mit Metastasen zu tun und nicht mit einem invasiv wachsenden Gallengangskarzinom.

Sicherlich haben Sie schon die kleinen, echoreichen Knoten in Abb. 8.3b bemerkt (Seite 95, danach unten).

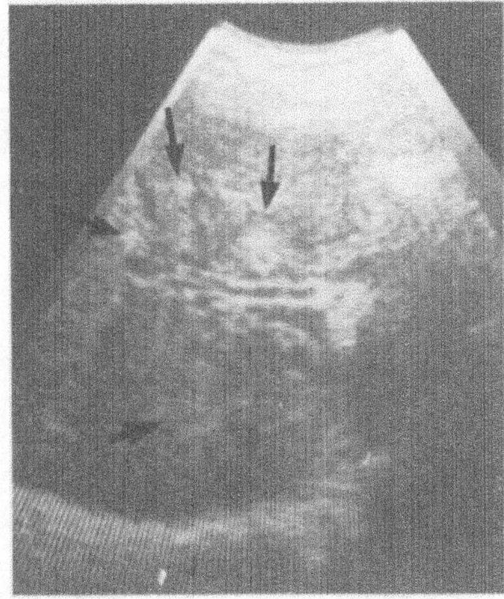

Abb. 8.3b

Der Primärtumor war im Kolon lokalisiert.

Können Sie auf dem Schnitt 8.3c die tubulären Strukturen erkennen?

Sehen Sie zunächst die Abb. 8.3c auf Seite 95 an, danach unten. Man kann den kleinen Querschnitt der A. hepatica identifizieren (↓) und auch den nicht dilatierten Gallengang (‡) ventral der Pfortader (weißer Pfeil) im Ligamentum hepatoduodenale.

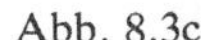

Abb. 8.3c

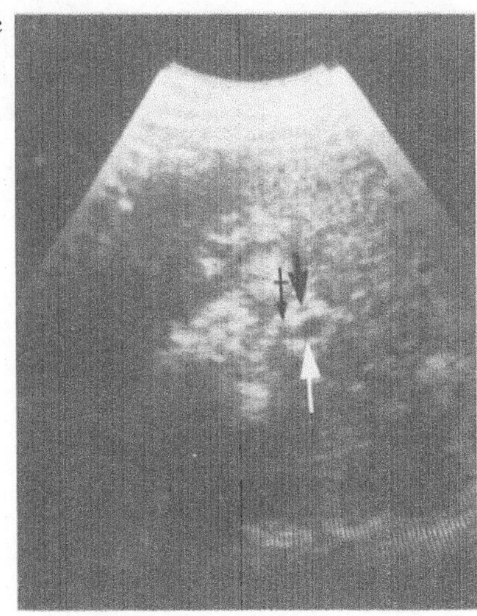

Was können wir noch für die Patientin tun?

Während eine perkutane oder retrograde Cholangiographie bei der vorhergehenden Patientin eindeutig nicht indiziert war, ist sie in diesem Fall essentiell, um eine interne Gallenwegsdrainage anzulegen oder (wenn das nicht gelingt) eine externe palliative Drainage.

8.4. Frau Pelikan. Zunächst ein Rätsel: Wie sieht Frau Pelikan aus? Wir wollen nicht auf einer Antwort bestehen.

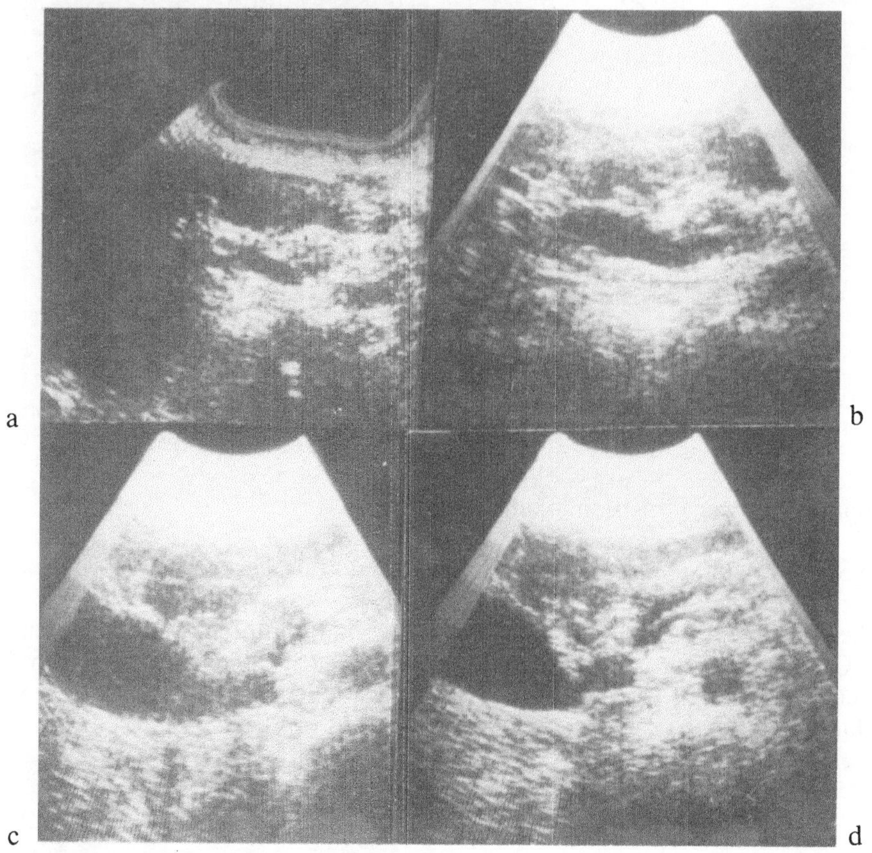

Abb. 8.4. a, b Schrägschnitte durch den rechten Oberbauch, **c, d** Parallel- und Transversalschnitte

Dieser Fall soll nicht dazu dienen, unser geologisches Wissen anzuwenden: Die vergrößerte Gallenblase (↓ Abb. 8.4c und d, unten) enthält keine Konkremente.

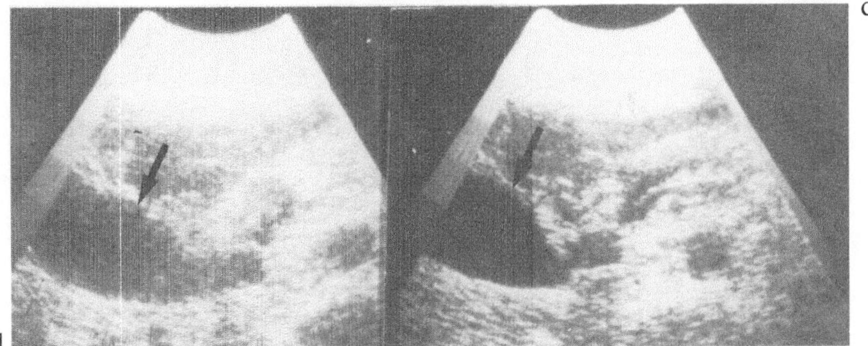

Abb. 8.4c, d

Aber Sie sollten bemerkt haben, daß sie Ihre mathematischen Erfahrungen anwenden können: Hier ist ein Beispiel für die Kombination „Dilatierter Pankreasgang und dilatierter Gallengang". Zunächst der Gallengang: Schrägschnitte des rechten Oberbauchs zeigen einen erheblich dilatierten Ductus choledochus (weiße Pfeile, Abb. 8.4a und b, unten).

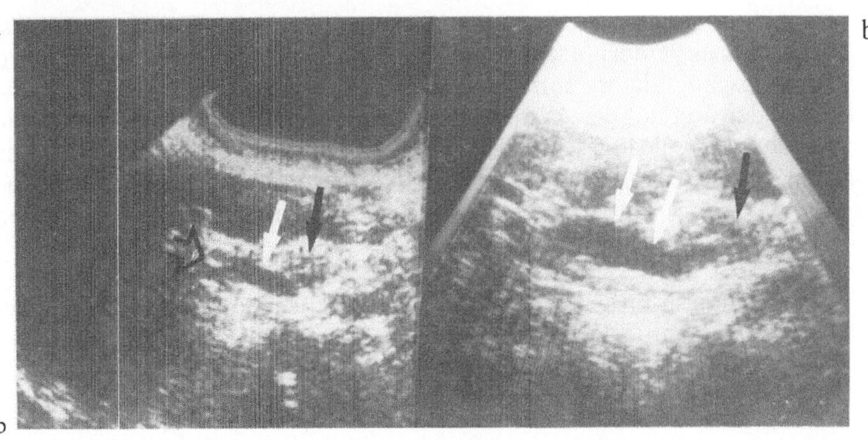

Abb. 8.4a, b

Das subhepatische Doppelflintenzeichen (offener Pfeil, Abb. 8.4a, oben) zeigt, daß es sich bei der tubulären Struktur wirklich um den Gallengang handelt. Ductus choledochus und Pfortader liegen nicht in ihrem gesamten Verlauf völlig parallel. Das Doppelflintenzeichen kann daher nur bei einer bestimmten Schallrichtung und in einer bestimmten Schnitthöhe zu erkennen sein. Eine noduläre Struktur ventral des distalen Ductus choledochus (schwarzer Pfeil, oben) ist zu erkennen. Es ist jedoch nicht sofort möglich, zu entscheiden, ob es sich dabei um eine pathologische Struktur handelt. Wenn wir den Ductus choledochus nach kaudal verfolgen (Abb. 8.4b), erkennen wir, daß er an dieser nodulären Struktur abbricht. Der Abbruch des Ductus choledochus und das unregelmäßige Lumen weisen auf den pathologischen Charakter der Struktur hin. Wahrscheinlich handelt es sich um einen Tumor.

c 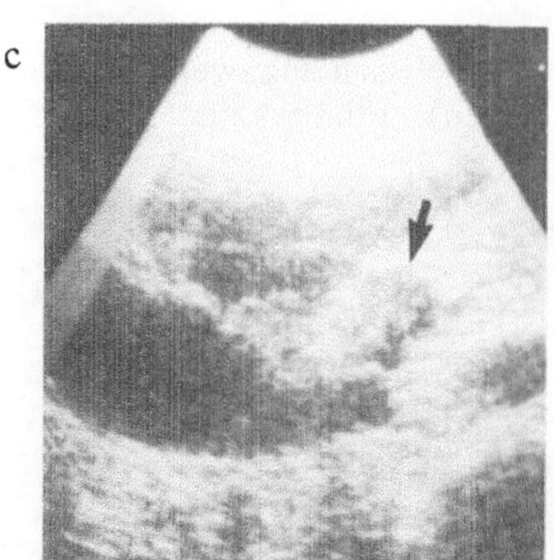

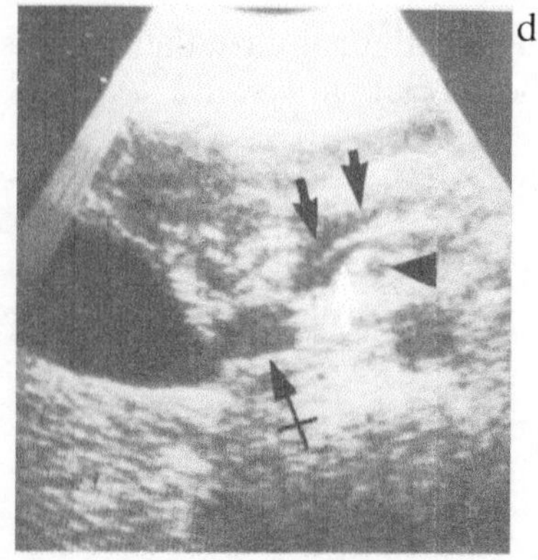 d

Abb. 8.4c, d

Der Transversalschnitt (Abb. 8.4c, oben) bestätigt den pathologischen Charakter. Die Echogenität des Knotens (Pfeil) kontrastiert mit der des umgebenden Pankreasgewebes.

Nun zum Pankreasgang:

In Abb. 8.4d haben Sie sicherlich eine deutliche Erweiterung des Ductus pancreaticus bemerkt (schwarze Pfeile, oben). Es handelt sich eindeutig um den Pankreasgang, da er ventral der Milzvene verläuft (weißer Pfeil), die wiederum durch den Verlauf der A. mesenterica superior (Pfeilspitze) zu identifizieren ist. Der transversal angeschnittene, dilatierte Ductus choledochus (⍏) entspricht dem ovalen Areal, das zwischen den tubulären Strukturen (Ductus pancreaticus und Milzvene) auf der einen Seite und der Gallenblase auf der anderen Seite liegt.

Wir haben also unser Kombinationszeichen bestätigt und die zugrundeliegende Erkrankung entdeckt, einen kleinen Tumor in der Papillenregion.

Sind weitere Maßnahmen indiziert?

Die Histologie des Knotens ist nicht ohne weiteres offensichtlich: Dazu wäre eine sonographisch gezielte Punktion notwendig. Da bei dieser ikterischen Patientin in jedem Fall ein chirurgischer Eingriff vorgenommen werden muß, kann auf die Punktion allerdings verzichtet werden. Wenn der Tumor gesichert ist, ist die Computertomographie nützlich, um die lokale Ausbreitung zu erkennen. Eine perkutane oder retrograde Cholangiographie ist in diesem Fall nicht indiziert.

8.5. Herr Marabu hat eine chronische Erkrankung, die nicht selten zu einem nicht obstruktiven Ikterus führt. Als er gelb wurde, haben Freunde, Verwandte und der behandelnde Arzt zunächst nur die Hände gerungen und das Schlimmste befürchtet. Dann wurde er jedoch – da die laborchemischen Tests diskrepant waren – zu einer sonographischen Untersuchung überwiesen.

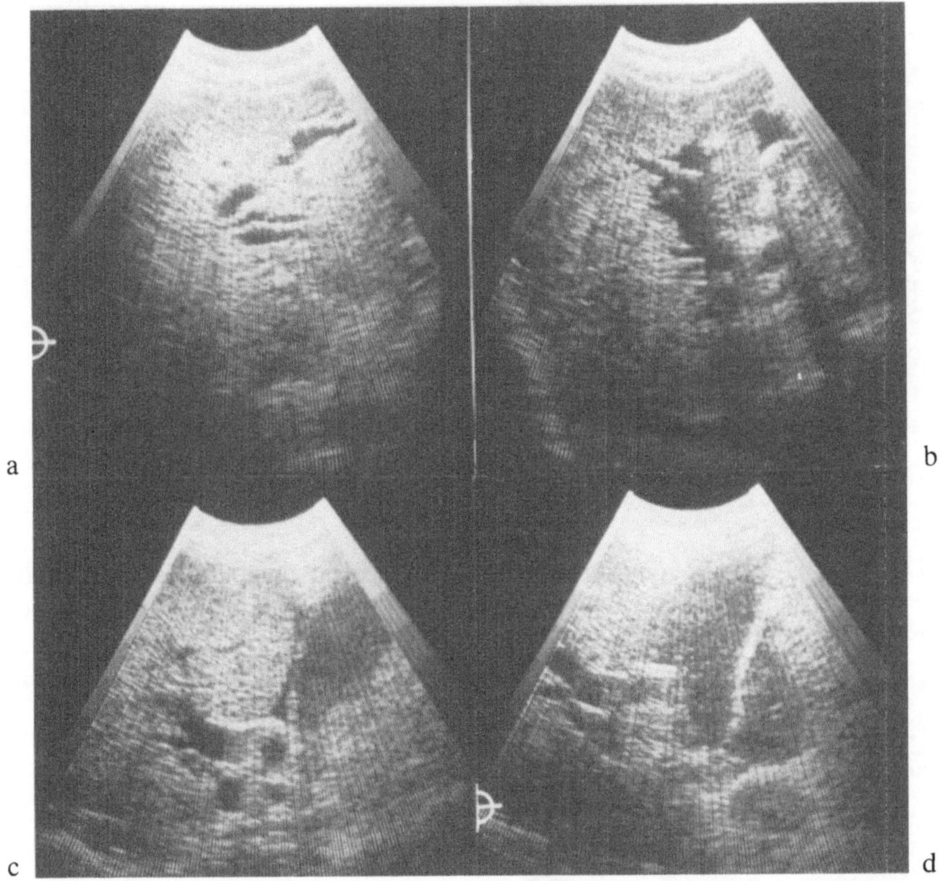

Abb. 8.5. a Transversalschnitt, **b** Interkostalschnitt, **c, d** Sagittalschnitte

a) Sind objektive Zeichen einer Gallengangserweiterung zu finden?

Ja, sicherlich, und zwar auf jedem Schnitt. Der Transversalschnitt 8.5a (unten) läßt mehrere intrahepatische Doppelflintenzeichen (Pfeile) erkennen.

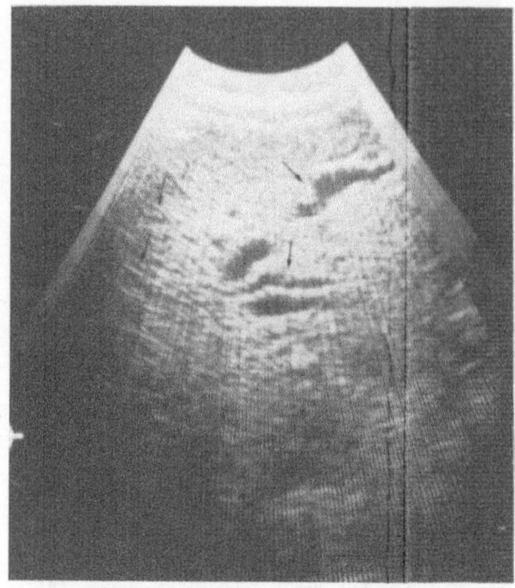

Abb. 8.5a

Der Interkostalschnitt 8.5b zeigt einen sehr großen Ast des Ductus hepaticus (↓).

Der parallel verlaufende Pfortaderast, der hier nicht abgebildet ist, kann in der Real-time-Untersuchung aufgesucht werden. Aber Sie haben noch einen anderen wichtigen Befund auf diesem Scan erhoben...

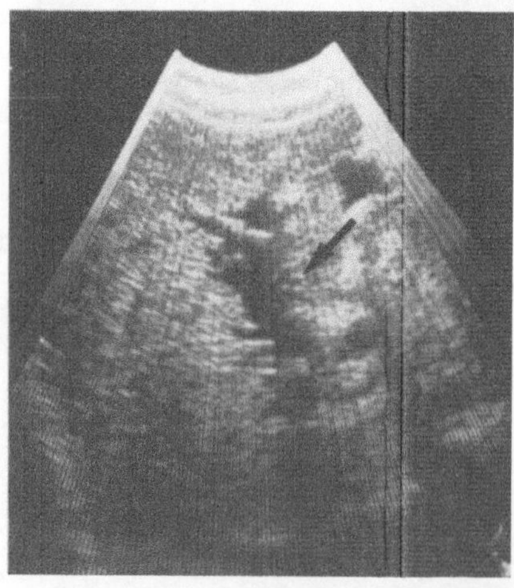

Abb. 8.5b

...Es ist die ausgezeichnete Schalleitung der Gallengänge, die eine relative dorsale Schallverstärkung verursacht. Dieses Phänomen kommt durch die hohe Proteinkonzentration der Galle zustande, die im Vergleich zum Blut eine geringere Schallabschwächung verursacht (Cosgrove).

Ein paralleler Sagittalschnitt zeigt ein subhepatisches Doppelflintenphänomen in Höhe des Ductus choledochus (schwarzer Pfeil, Abb. 8.5c und d, unten). Im Infundibulum der Gallenblase haben Sie sicher etwas Sludge bemerkt (weißer Pfeil). Die eingedickte Galle und das Doppelflintenzeichen bestätigen die Diagnose der Gallenwegsobstruktion.

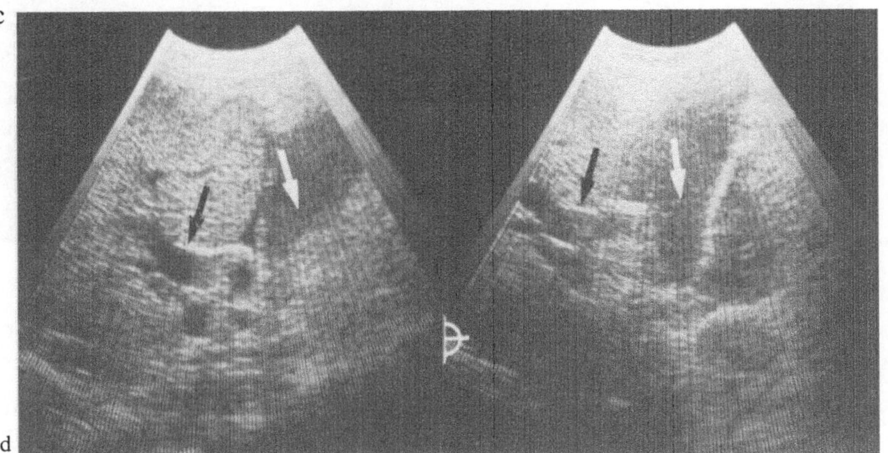

Abb. 8.5c, d

b) In welcher Höhe ist die Obstruktion lokalisiert?

Das subhepatische Doppelflintenzeichen zeigt an, daß die Obstruktion distal extrahepatisch sitzt.

c) Wie kommt die Obstruktion zustande?

Der Parasagittalschnitt 8.5d zeigt eine tumoröse Raumforderung im Pankreas (weißer Pfeil, unten).

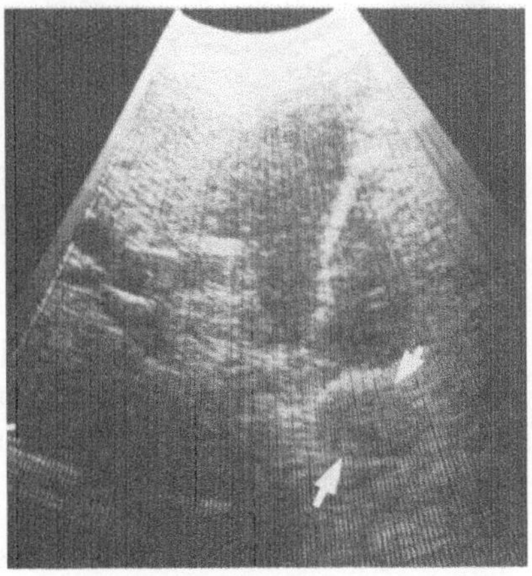

Abb. 8.5d

d) Noch eine Frage, um was für eine potentiell ikterogene Krankheit handelt es sich, an der der Patient chronisch leidet?

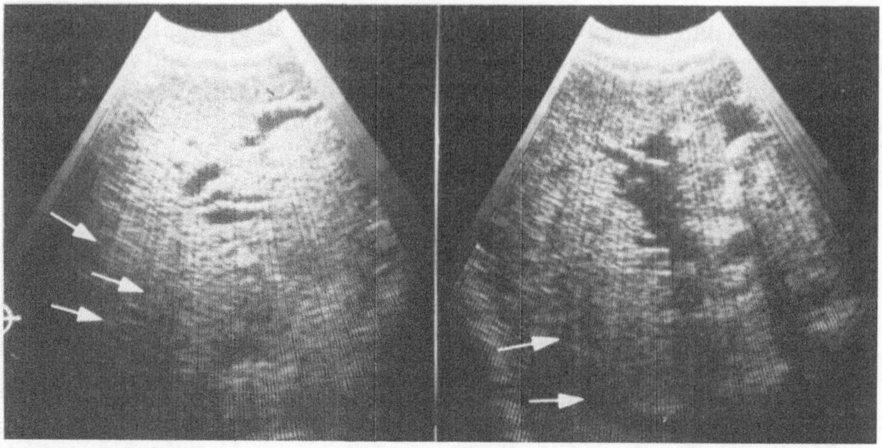

Abb. 8.5a, b

Die Schnitte 8.5a und b zeigen eine vermehrte Schallabschwächung in der Leber (Pfeile, oben).

Noch wichtiger ist der Ascites, der zwischen Leber und Gallenblase auf dem Schnitt 8.5c unten (Pfeile) zu erkennen ist, und den man auch in Abb. 8.5d (Pfeil) unterhalb der Gallenblase entdecken kann. Sehen Sie sich jetzt noch einmal die Abb. 8.5c an. Wo würden Sie die kleine Flüssigkeitsansammlung lokalisieren, die dorsal der Pfortader zu erkennen ist? (Antwort[1] in der Fußnote).

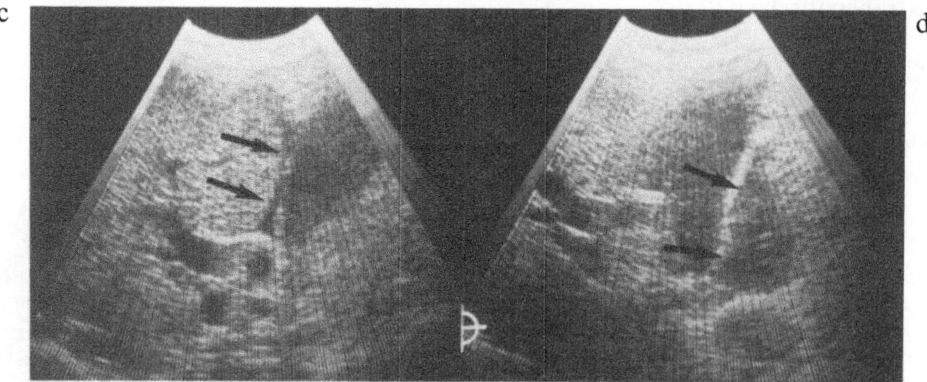

Abb. 8.5c, d

Der Ascites könnte auf eine peritoneale Metastasierung des Pankreaskarzinoms zurückzuführen sein. Man könnte das mit einer zytologischen Untersuchung bestätigen. Aber unser Patient hat offensichtlich eine Zirrhose, an der er schon länger leidet.

Sollten jetzt noch andere Untersuchungen durchgeführt werden?

1 Im Foramen Winslowi (Foramen epiploicum)

Ein CT ist ratsam, um die Tumorausdehnung zu präzisieren. Sollten wir noch eine sonographisch gezielte Punktion der Raumforderung im Pankreas durchführen, um ihre Dignität zu beurteilen? Da der Patient sicherlich eine biliodigestive Anastomose erhält, kann man eine intraoperative Biopsie vornehmen und auf die Punktion verzichten.

Unabhängig von der Histologie sollte man keinesfalls eine Duodenopankreatektomie ins Auge fassen aufgrund des schlechten Allgemeinzustandes des Patienten und der zugrundeliegenden schlechten Prognose.

8.6. Frau Storch ist nicht gelb. Der Vergleich ihrer Ultraschallbilder mit denen des vorherigen Patienten ist jedoch interessant.

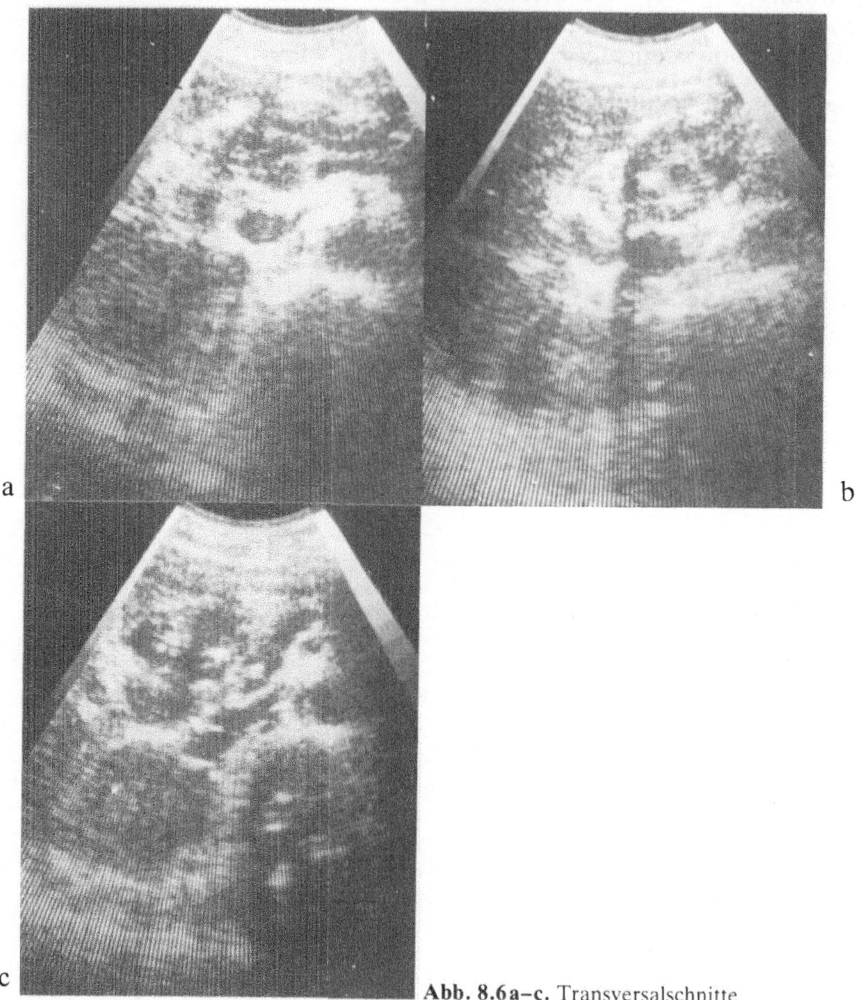

Abb. 8.6a–c. Transversalschnitte

Was halten Sie vom Pankreas in Abb. 8.6a?

Das Pankreas ist vergrößert, heterogen (Pfeile, Abb. 8.6a, unten) und vor allem...

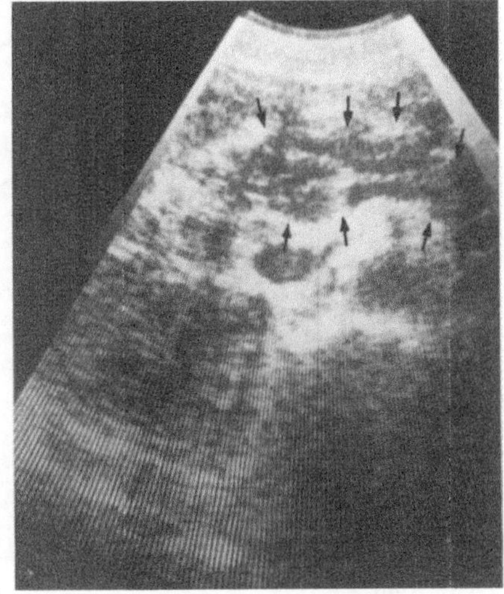

Abb. 8.6a

...ist der Ductus pancreaticus erweitert.

Der echoarme Ductus pancreaticus (Pfeile, unten) ist im Pankreas eindeutig abzugrenzen. Er liegt ventral der Milzvene (↑ *v*, unten).

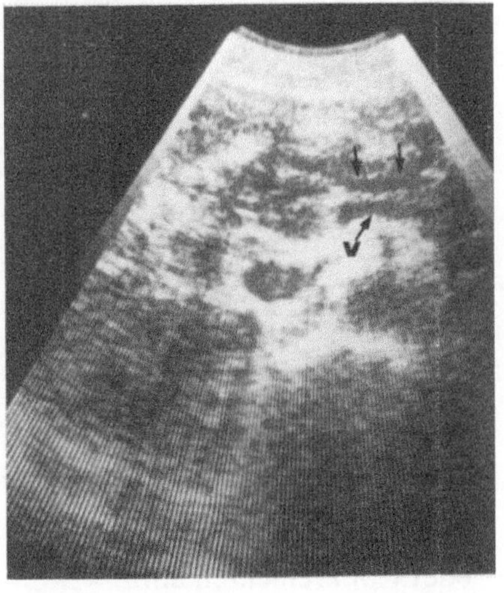

Abb. 8.6a

Kaudalere Parallelschnitte (Abb. 8.6b und c, unten) zeigen eine große Raumforderung im Pankreaskopf mit heterogener, multinodulärer Binnenstruktur (↓).

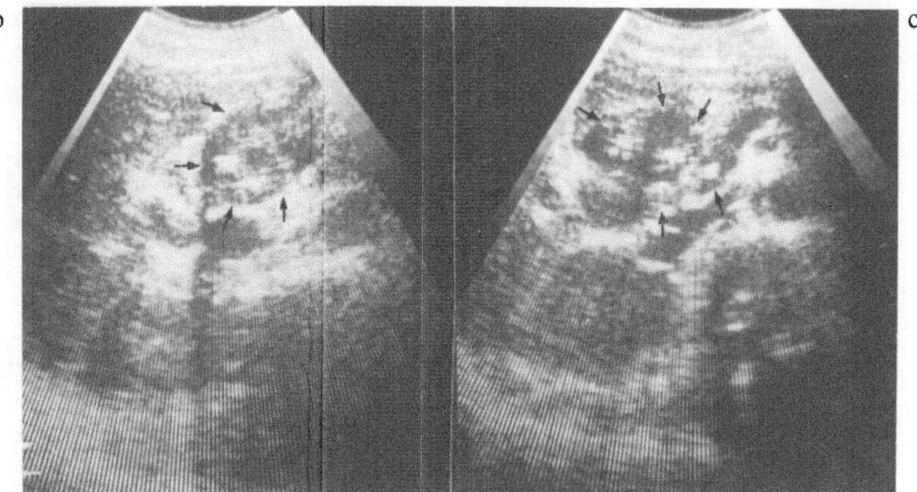

Abb. 8.6b, c

Diese Binnenstruktur unterscheidet sich erheblich von der Struktur der Pankreastumoren, die wir schon gesehen haben (Abb. 1.1 und 3.1). Diese waren nicht so heterogen und eher echoarm.
Bilder wie in Abb. 8.6 lassen vor allem an eine chronische Pankreatitis denken. Etwa 60% der chronischen Pankreatitiden haben einen dilatierten Pankreasgang mit zickzackartigem Verlauf („Reißverschluß"). Dieser Verlauf liegt hier jedoch nicht vor.

Wie kommt der akustische Schatten (Pfeil) in Abb. 8.6b (unten) zustande?

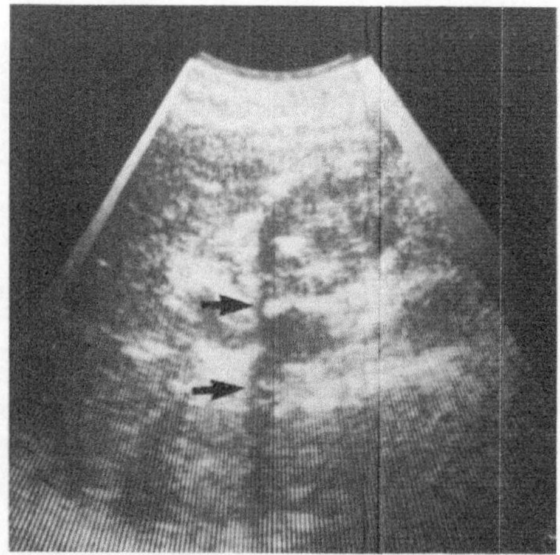
Abb. 8.6b

Er ist durch Schallbeugung bedingt und zeigt nicht das Vorhandensein von Luft oder Konkrementen an.

8.7. Jetzt möchten wir Sie um Ihre Meinung zum vergrößerten Pankreas von Herrn Reiher bitten, der wie die vorhergehende Patientin nicht gelb ist.

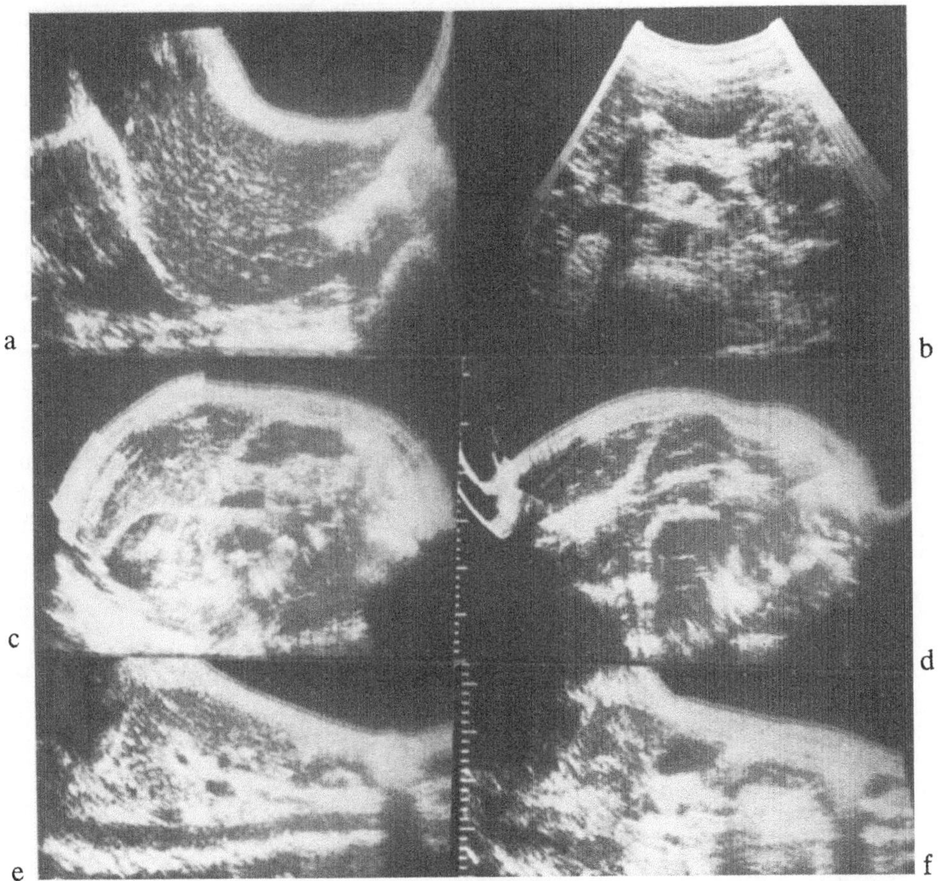

Abb. 8.7. a, e, f Sagittalschnitte, **b–d** Transversalschnitte

Die Raumforderung in Abb. 8.7c und d (Pfeile) ist echoarm. Es handelt sich also um...

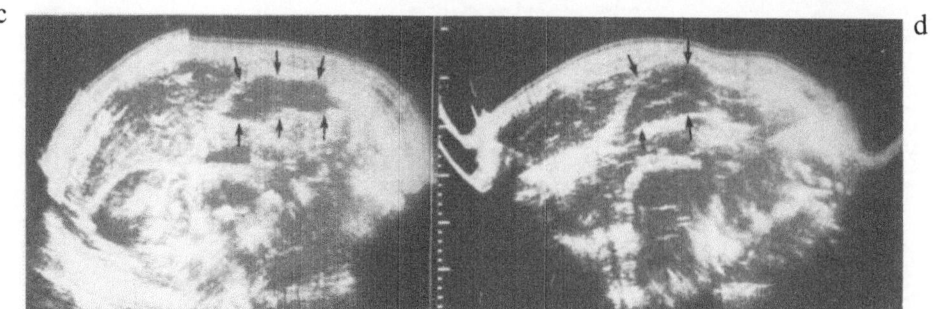

Abb. 8.7c, d

...ein Pankreaskarzinom.

Aber Vorsicht! Ein akuter Schub einer chronischen Pankreatitis würde ähnlich aussehen. Hier ist die gezielte Punktion wichtig. Der Transversalschnitt 8.7b zeigt Ihnen, daß das Pankreas *(p)* normal ist, obwohl das Pankreaskorpus durch eine benachbarte Raumforderung (Pfeile, unten) komprimiert wird.

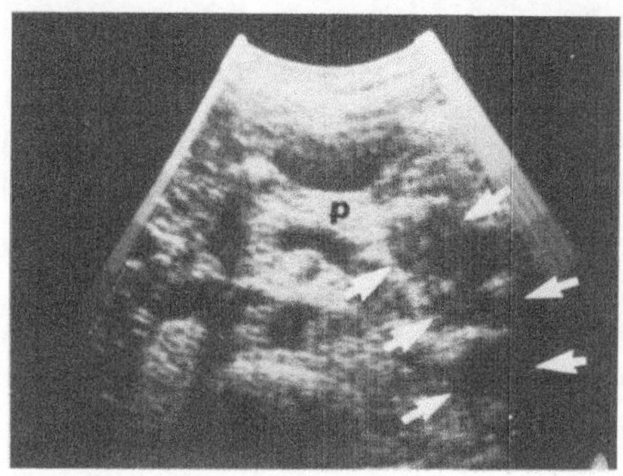

Abb. 8.7b

Wenn auf den Abbildungen nur diese Raumforderung zu erkennen wäre, könnte sie einem Pankreaskarzinom entsprechen, das sich nach ventral ausdehnt. Die Schnitte 8.7b–d zeigen aber multiple noduläre Areale, die an Lymphome erinnern. Man kann das in Abb. 8.7b (oben) klar erkennen: Wenigstens drei Knoten (Pfeile) können ventral der linken Niere abgegrenzt werden. Sicherlich haben Sie die Kokarde des normalen Verdauungstraktes ventral der Knoten gesehen. Es handelt sich um den Dickdarm. Der flüssigkeitsgefüllte Magen ist ventral des Pankreas zu erkennen.
Die multiplen, prärenalen, nodulären Elemente sind auch auf den Parallelschnitten 8.7c und d (Pfeile, nächste Seite) zu sehen. Es handelt sich um Lymphknoten und nicht um eine Raumforderung des Pankreas.

Die Lymphknoten, die wir in Abb. 8.7c und d erkennen, liegen ventral der Mesenterialgefäße. Es handelt sich also um mesenteriale Lymphome.

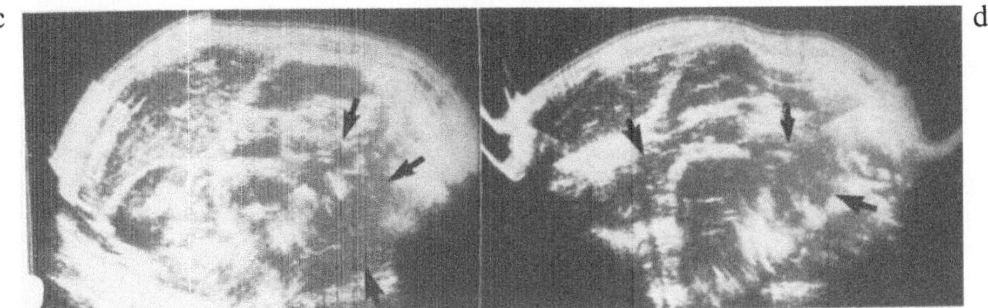

Abb. 8.7c, d

Bei unserem Patienten finden sich also retroperitoneale und mesenteriale Lymphome.

Sie haben noch einen anderen Befund erhoben (Abb. 8.7a, unten). Es liegt ein Pleuraerguß vor (→).

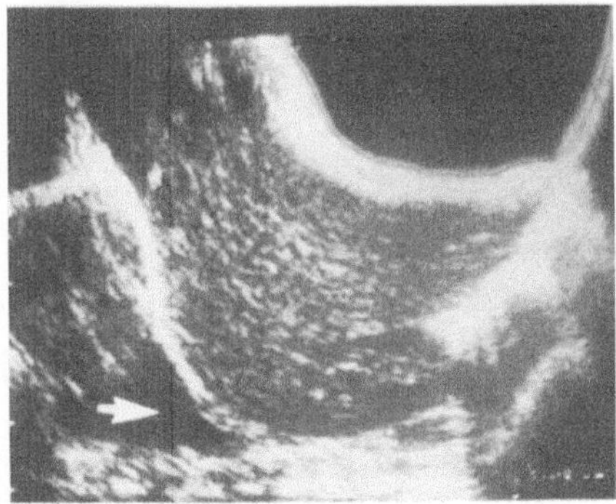

Abb. 8.7a

Sämtliche Befunde, die zu einem malignen Lymphom passen würden, kommen durch Metastasen eines embryonalen Hodenkarzinoms zustande.
Sollte man außer einer Thoraxübersichtsaufnahme weitere Untersuchungen bei diesem Patienten durchführen?
Eine Lymphographie würde uns keine weitere Information geben, da sie die mesenterialen Lymphknoten nicht darstellt. Aber die Computertomographie kann zur weiteren Abklärung beitragen. Bei klinisch okkulten Hodentumoren kann auch eine Ultraschalluntersuchung des Hodens weiterführen.

Kapitel 9

Einige akute Erkrankungen

9.1. Herr Ganter ist 30 Jahre alt. Um sich nach dem Frühstück zu stärken, genehmigt er sich ein oder zwei Gläser Wein. Nach einer Stunde am Steuer seines Lastwagens ist seine Kehle von der staubigen Straße so ausgedörrt, daß er sie mit Bier ausspülen muß.

Um 11 Uhr sieht er schon etwas verschwommen. Nach einigen Gläschen Whisky kann er sich wieder konzentrieren, usw. Eines Tages wird dieser nette, normale Bürger wegen einer heftigen, schmerzhaften, epigastrischen Attacke stationär eingewiesen.

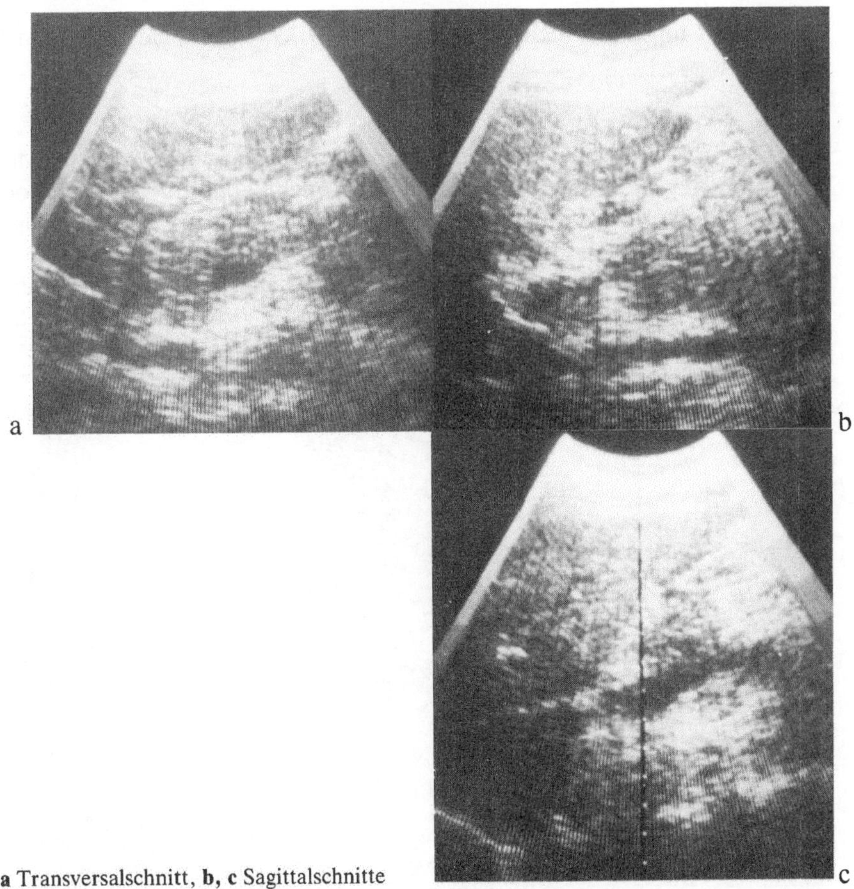

Abb. 9.1. a Transversalschnitt, **b, c** Sagittalschnitte

Das Pankreas?

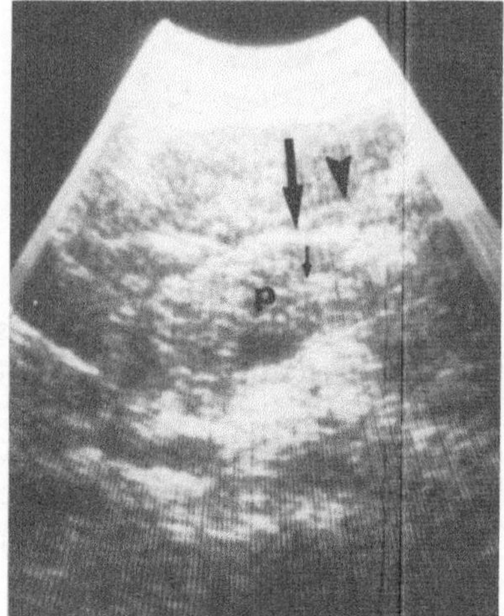

Abb. 9.1a

...Es sieht ungewöhnlich groß aus (Abb. 9.1a, oben), besonders in Höhe des Isthmus (↓ , *p*).

Der Ductus pancreaticus (kleiner Pfeil, oben), der etwas ventral der Mesenterialvene und der Mesenterialarterie liegt, ist nicht erweitert. Die Echodichte des Pankreas entspricht der der Leber: Sie ist daher etwas vermindert. Das längliche, kokardenförmige Bild des Magens (Pfeilspitze, oben) ist dorsal der Leber und ventral des Pankreas zu erkennen. Sehen Sie sich jetzt die Sagittalschnitte 9.1b und c unten an. Das vergrößerte Pankreas (↓) ist ventral der V. cava *(c)* und in der Umgebung der Mesenterialvene *(v)* zu sehen.

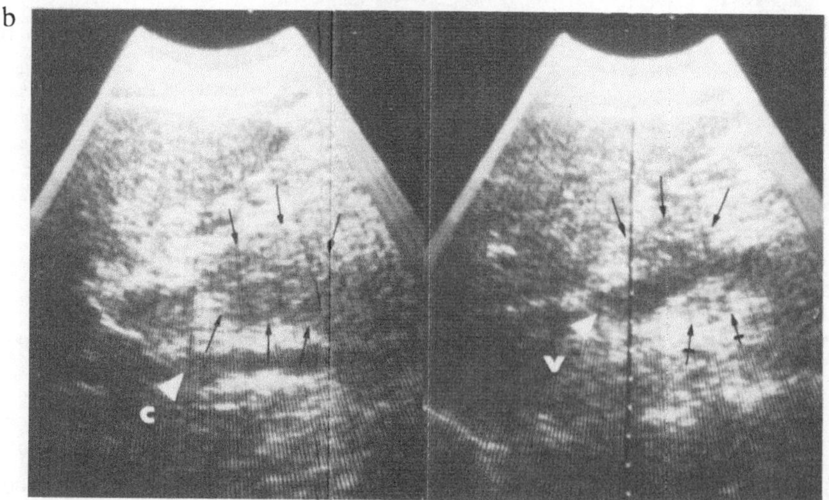

Abb. 9.1b, c

Das ventral der Mesenterialvene gelegene Pankreasgewebe (↓) gehört zum Pankreaskopf. Die dorsal der Mesenterialvene gelegenen Anteile des Pankreas (‡) gehören zum Processus uncinatus.
Der Schmerz und das sonographische Bild des Pankreas gestatten uns zu folgern, daß es sich um eine akute Pankreatitis handelt.
24 Stunden später untersuchen wir den Patienten erneut (Abb. 9.1d und e, unten). Das sonographische Bild des Pankreas hat sich nur wenig verändert. Sie sollten jedoch ein offensichtlich neu aufgetretenes Phänomen bemerkt haben...

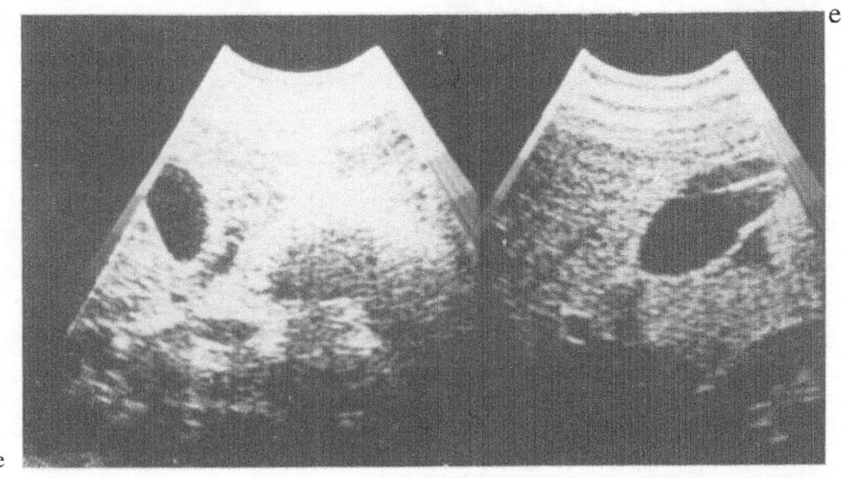

Abb. 9.1d, e

Falls Sie es nicht erkannt haben, sehen Sie sich die Abb. 9.1e unten an.

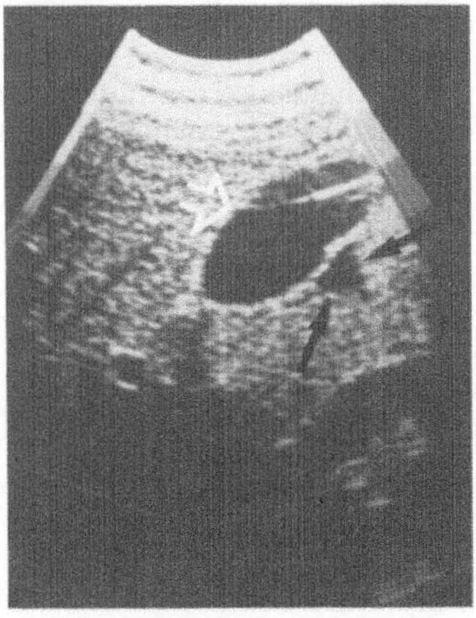
Abb. 9.1e

Die Abbildung stellt einen Sagittalschnitt durch die Gallenblase (offener Pfeil) und die rechte Niere dar. Dieser Schnitt zeigt ein echoarmes Dreieck (schwarze Pfeile) dorsal der Gallenblase. Es handelt sich also um intraperitoneale Flüssigkeit.

Wenn wir uns noch einmal die Abb. 9.1d ansehen (Seite 115, danach unten), erkennen wir auch einen Flüssigkeitsstreifen (←) zwischen der Gallenblase (offener Pfeil) und der Pars descendens duodeni in der Nähe des Pankreas *(p)*. Diese Flüssigkeit befindet sich in der Bursa omentalis in Höhe des Foramen epiploicum.

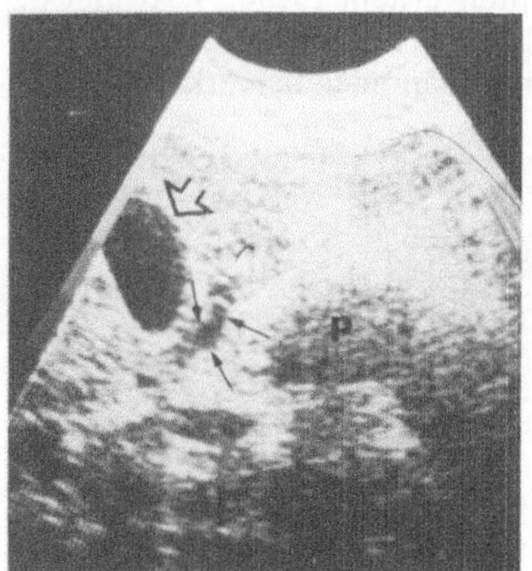

Abb. 9.1d

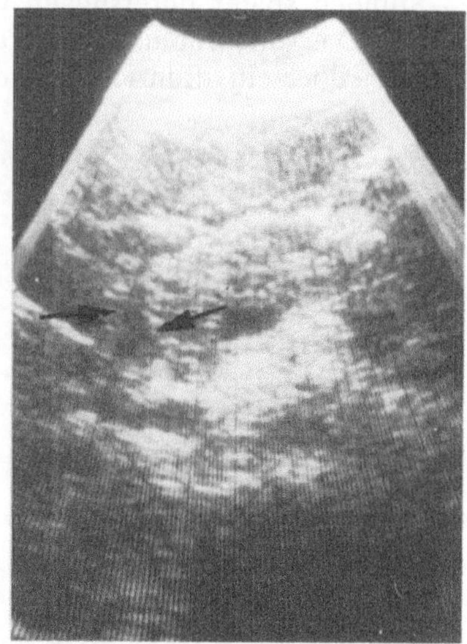

Abb. 9.1a

Sehen Sie sich noch einmal die Abb. 9.1a (Seite 113, ← danach oben) an: Wir finden die Flüssigkeit unverändert in der gleichen Gegend. Wir hatten sie übersehen.

Das Vorhandensein intraperitonealer Flüssigkeit bei einer akuten Pankreatitis ist offensichtlich ein wichtiger Befund. In engen Abständen sollten Kontrolluntersuchungen durchgeführt werden, um eine Nekroseentstehung nicht zu übersehen. Seltsamerweise findet sich bei der akuten Pankreatitis nicht immer Flüssigkeit in der Bursa omentalis, obwohl das Pankreas mit der Peritonealhöhle über die Bursa omentalis verbunden ist. Wahrscheinlich ist das auf ein dynamisches Phänomen zurückzuführen, das von Morton Meyers beschrieben wurde[1].

---

1 Dynamic Radiology of the Abdomen (Springer-Verlag, Heidelberg, New York), 1977

Können wir die Bursa omentalis auf diesen Schnitten lokalisieren? Natürlich, da der Magen (Abb. 9.1a–c) eindeutig ventral des Pankreas zu lokalisieren ist. Er ist durch die echoarme Begrenzung zu erkennen (Pfeile, unten).

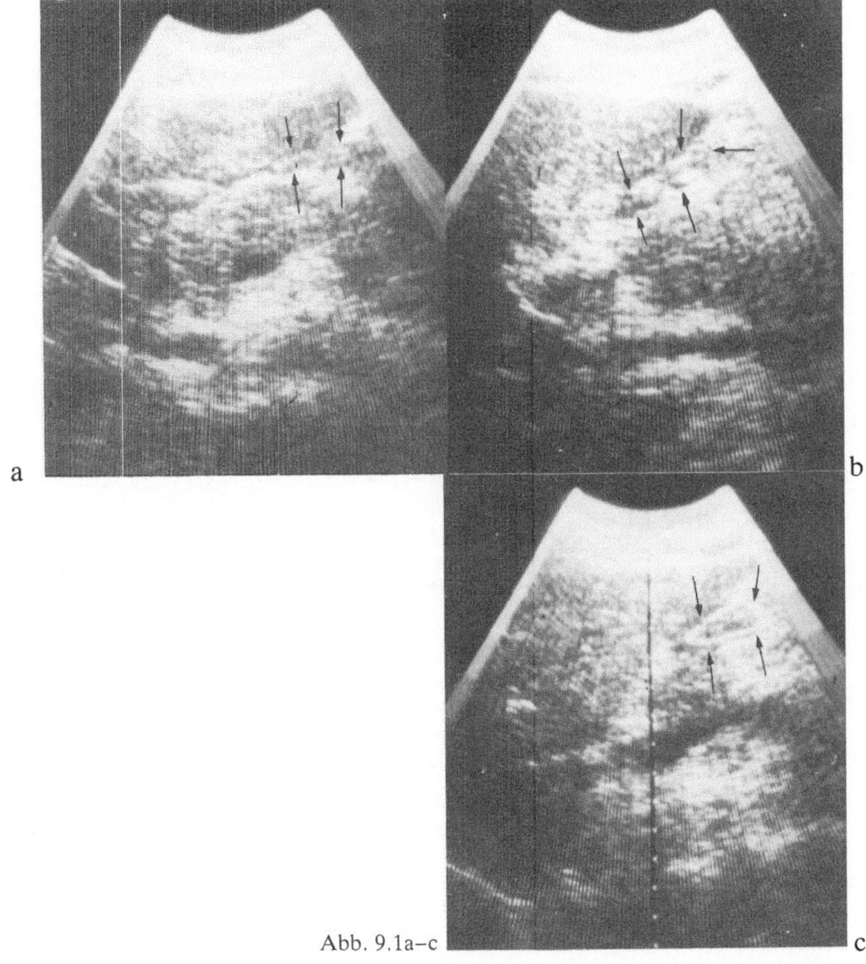

Abb. 9.1a–c

Die Bursa omentalis, die hier keine Flüssigkeit enthält, liegt zwischen dem Pankreas und der dorsalen Magenwand.

Sollten noch andere Maßnahmen getroffen werden? Falls die Pankreasvergrößerung sich nicht zurückbildet, oder wenn die initiale Pankreasschwellung erheblich ist, ist ein Kontrast-CT wichtig: Pränekrotisches Pankreasgewebe kontrastiert sich nicht. Man erhält eine ausgezeichnete Funktionsstudie des Pankreas, die sowohl die Differenzierung peripankreatischen Ödems vom Pankreasgewebe erlaubt, als auch die Differenzierung normalen Pankreasgewebes von pränekrotischem Gewebe. Wenn keine eindeutigen Nekrosen zu erkennen sind, zeigt der Ultraschall nur eine unspezifische, diffuse Pankreasvergrößerung. Nekrosen, die sich gelegentlich im Verlauf der Erkrankung entwickeln, können sonographisch leicht ausgeschlossen oder diagnostiziert werden.

9.2. Herr Erpel hat eine ähnliche Anamnese wie Herr Ganter.

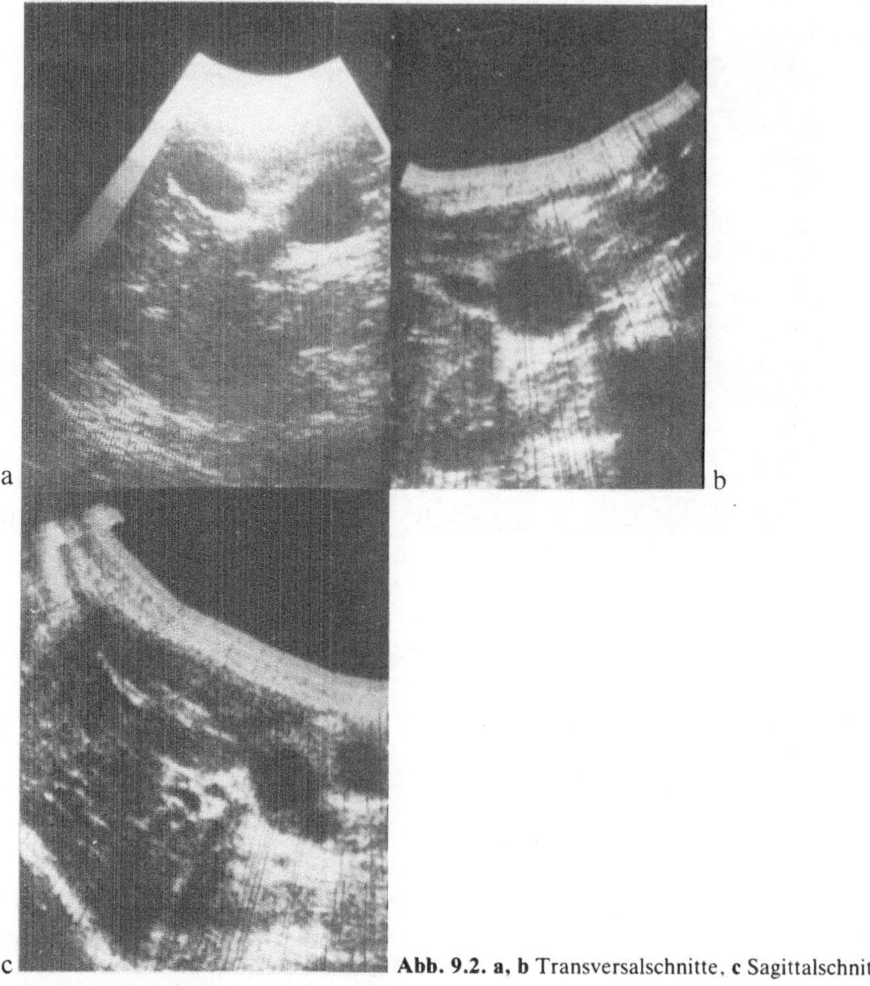

Abb. 9.2. a, b Transversalschnitte, **c** Sagittalschnitt

Was zeigt der Transversalschnitt 9.2a?

...Er zeigt das echofreie Areal einer Pseudozyste (Pfeile, unten), die eine rasche Progredienz der Pankreasnekrosen anzeigt.

Die andere, etwas mehr lateral gelegene, umschriebene Flüssigkeitsansammlung entspricht offensichtlich der Gallenblase.

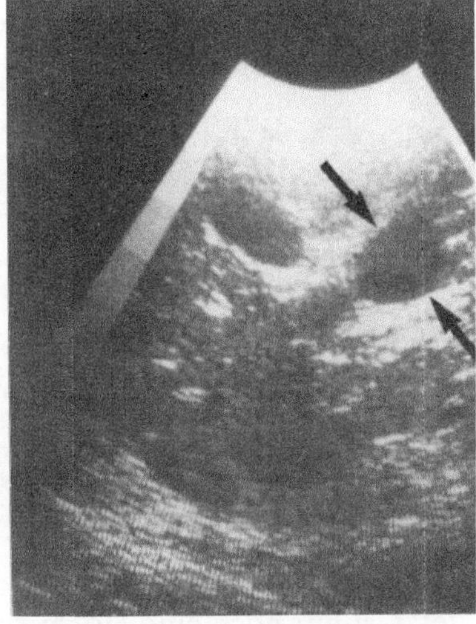

Abb. 9.2a

24 Stunden später finden wir das gleiche Bild (Abb. 9.2b, schwarzer Pfeil, unten) mit einem Detritussediment (weiße Pfeile).

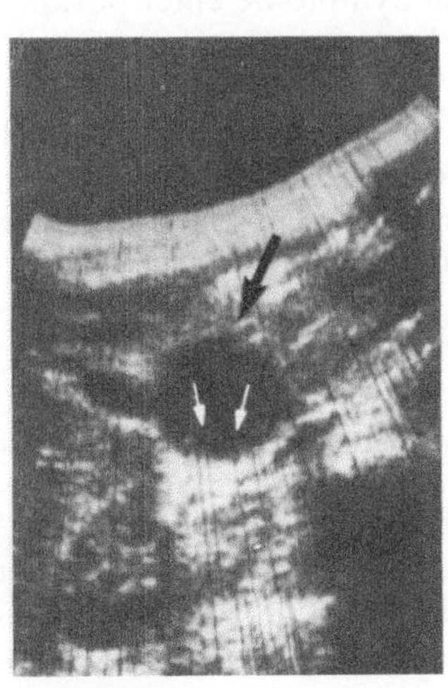

Abb. 9.2b

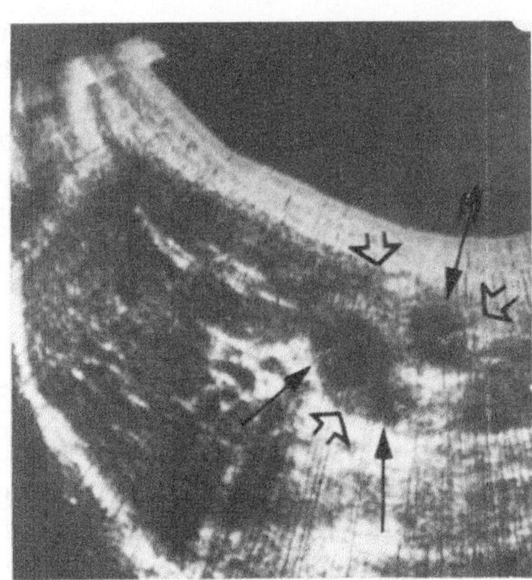

Abb. 9.2c

Der Sagittalschnitt 9.2c (Seite 118, danach oben) zeigt drei Höhlen (↓) in einem enorm vergrößerten Pankreas (offene Pfeile). Intraperitoneale Flüssigkeit liegt nicht vor.

Der Patient verläßt die Klinik auf eigenen Wunsch, ohne operiert oder sonographisch gezielt drainiert worden zu sein.

Die Abb. 9.2d und e wurden 4 Monate später angefertigt. Welche Unterschiede erkennen Sie im Vergleich zu den vorhergehenden Schnitten?

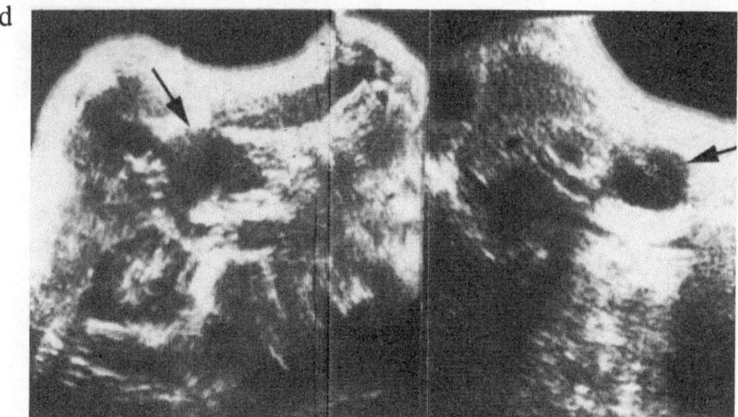

Abb. 9.2d, e

Jetzt ist nur noch eine Höhle zu erkennen (↓), die von einer sehr dicken Wand begrenzt ist: Die Pseudozyste ist gereinigt.

Sollten weitere Maßnahmen ergriffen werden?

Sicher nicht (die Pseudozyste ist gereinigt), falls nicht Symptome einer portalen Hypertension oder einer Gallenwegsobstruktion vorliegen.

Während der akuten Phase der nekrotisierenden Pankreatitis ist ein CT jedoch zur Beurteilung des Ödems, des Ascites und der Nekrosestraßen erforderlich. Diese Veränderungen (mediastinal, intraperitoneal, retroperitoneal) können auch sonographisch dargestellt werden. Im Unterbauch ist die Ultraschalluntersuchung jedoch manchmal unergiebig.

Sollte man bei einer Pankreasnekrose regelmäßig eine Arteriographie durchführen, um falsche Aneurysmen zu erkennen, die im Verlauf der Pankreatitis entstehen können?

Das ist noch immer eine offene Frage. Der Kontrast-CT läßt einige dieser Läsionen sicher erkennen. Die dänische Schule (Holm) punktiert Pseudozysten frühzeitig, da dadurch der Schmerz vermindert und die Regression der Pseudozyste gefördert wird. Allerdings ist auch eine Spontanregression möglich. Die Punktion erlaubt zusätzlich die Injektion von Kontrastmittel, wodurch eine Verbindung zum Pankreasgangsystem zu erkennen ist. Dieses Vorgehen ist jedoch nicht allgemein akzeptiert.

Sehen Sie sich jetzt die Abb. 9.2f unten an.

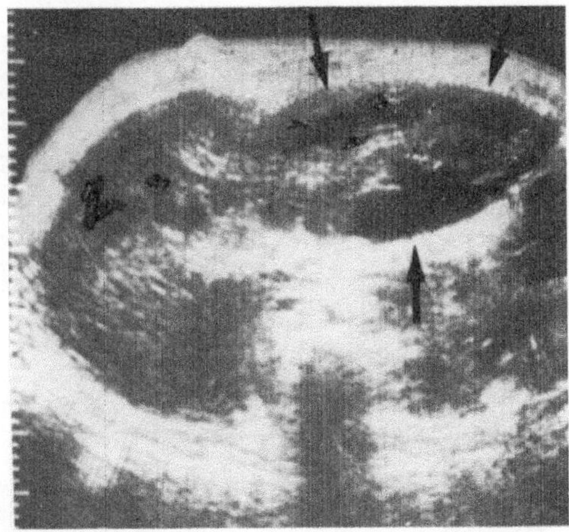

Abb 9.2f

Dieser Scan wurde am Ende einer schmerzhaften Episode angefertigt. Er zeigt eine subkapsuläre Flüssigkeitsansammlung (↓) in Höhe des linken Leberlappens. Diese Flüssigkeit ist die Folge einer akuten Pankreatitis. Wir zeigen diesen Schnitt[1] aus zwei Gründen:

a) Um Sie zu erinnern, daß während der akuten Pankreatitis autodigestive Pankreasflüssigkeit überall hin verbreitet werden kann.
b) Um Ihnen eine Chance zu geben, die Ursache derartiger subkapsulärer hepatischer Flüssigkeitsansammlungen zu rekapitulieren:
   - Abszeß
   - Gallenansammlungen
   - Traumatisches Hämatom (nach Punktion oder chirurgischem Eingriff) oder spontanes Hämatom (bei Gerinnungsstörungen oder Tumorblutung)
   - Flüssigkeitsansammlungen bei akuter Pankreatitis

1 Die Abbildung wurde bereits veröffentlicht in: „Ultrasonography of Digestive Diseases", Mosby Publ., St. Louis, USA, 1982

9.3. Herr Tapir wird mit einem schweren Kreislaufkollaps eingeliefert. Er hat heftige Schmerzen im rechten Oberbauch.

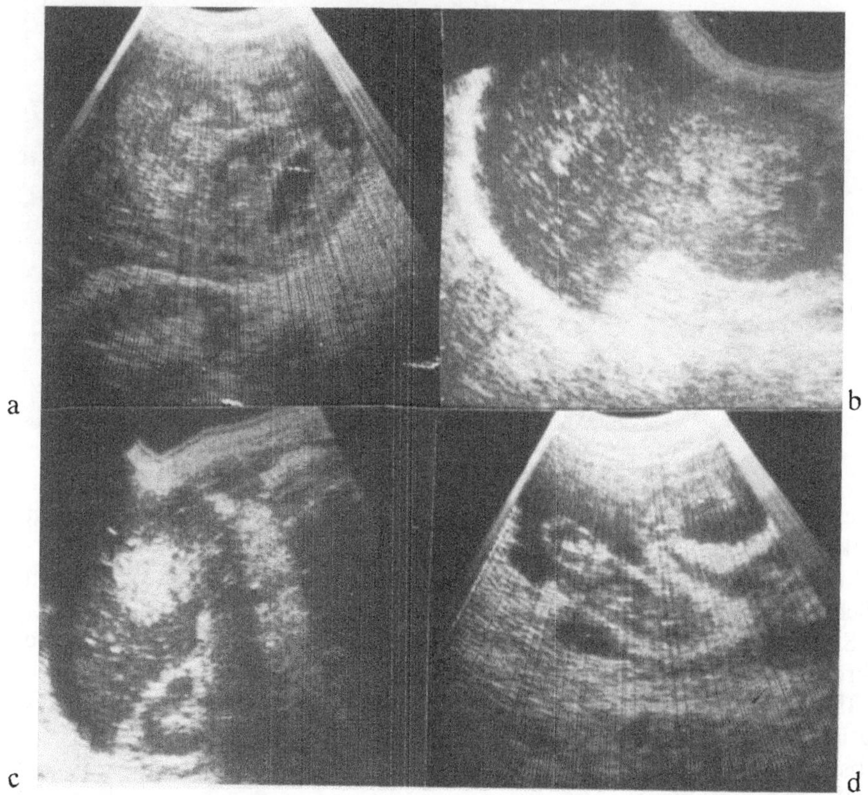

Abb. 9.3. a, b Sagittalschnitte, **c** Transversalschnitt, **d** Schnitt in der Frontalebene durch den rechten Oberbauch

Der Sagittalschnitt 9.3a zeigt eine tumoröse Raumforderung in der Leber: Eine große, inhomogene Läsion (↓) mit echofreien Arealen.

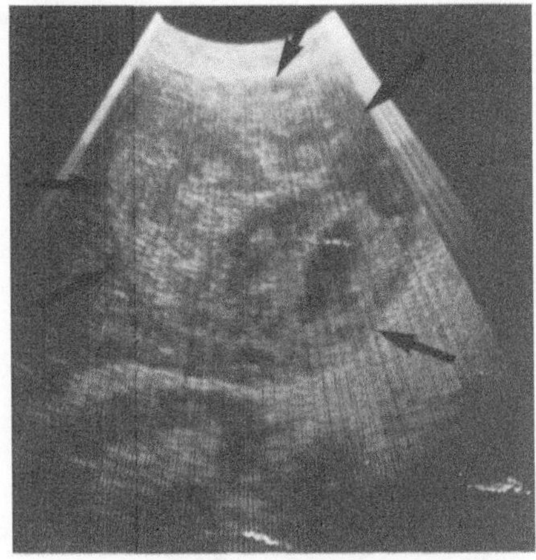

Abb. 9.3a

Was haben Sie sonst noch bemerkt?

Sie haben einen ziemlich schmalen, echofreien Streifen (↓ , unten) zwischen Leber und perirenalem Fett entdeckt. Dies ist das „Zeichen des zunehmenden Mondes", das das Vorhandensein von Flüssigkeit in Morisons Raum (Morison's pouch) anzeigt.

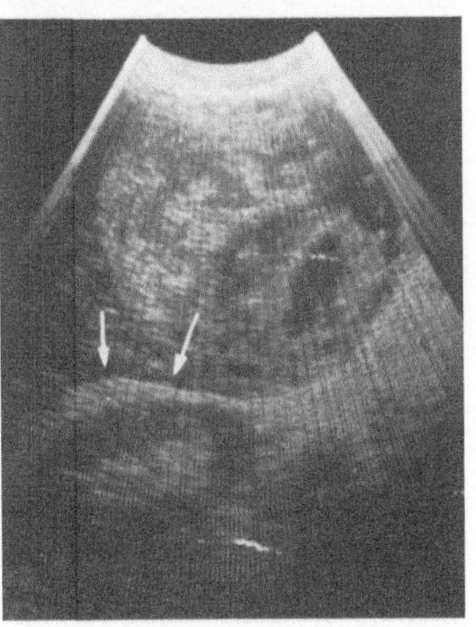

Abb. 9.3a

Abbildung 9.3e (unten) zeigt zum Vergleich das „Zeichen des zunehmenden Mondes“ (Pfeile) bei einem anderen Patienten.

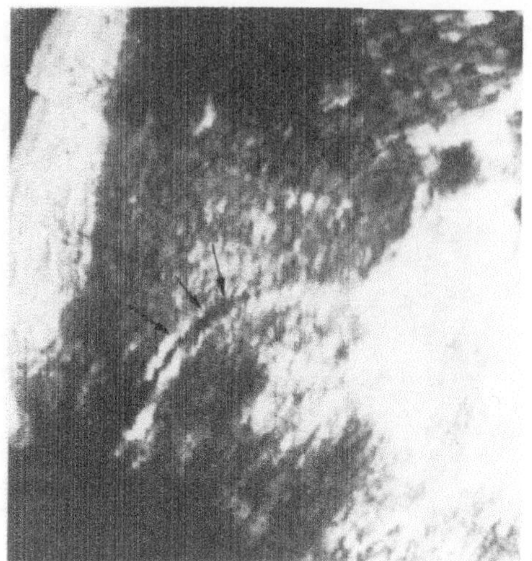

Abb. 9.3e

Was ist auf diesem Schnitt sonst noch zu erkennen?

... Sie sehen multiple noduläre Areale in der Leber, die Metastasen entsprechen (weiße Pfeile, unten).

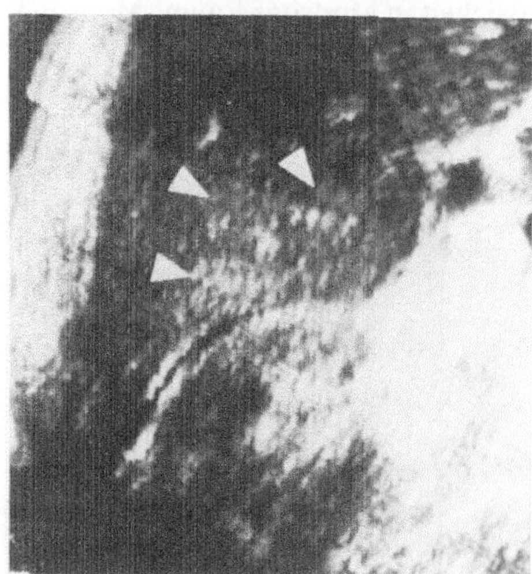

Abb. 9.3e

Wir wollen uns noch einmal Herrn Tapir ansehen. Bei ihm finden wir reichlich intraperitoneale Flüssigkeit (↓ , Abb. 9.3b–d, Seite 122, danach unten).

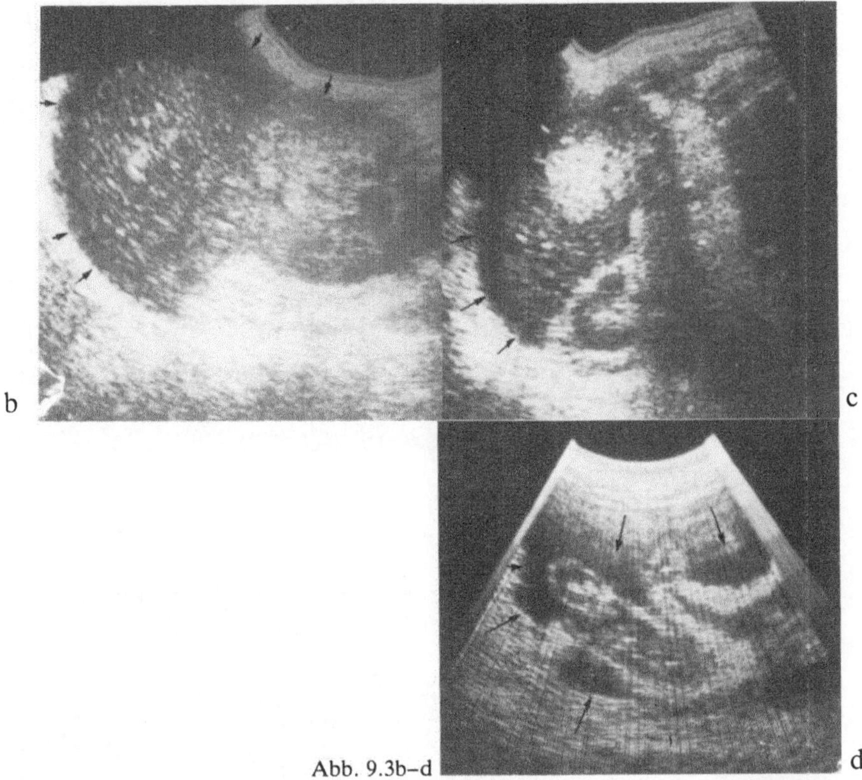

Abb. 9.3b–d

In der Flüssigkeit, die die tumoröse Leber umgibt, flottieren Darmschlingen (Abb. 9.3d, oben. ↓ = Flüssigkeit zwischen den Darmschlingen). Die Kombination tumoröse Leber, Kollaps und intraperitoneale Flüssigkeit sollte unseren Verdacht auf ein Hämatoperitoneum lenken, das durch eine Blutung eines hypervaskularisierten Lebertumors bedingt ist. Die Punktion der Flüssigkeit bestätigt das Hämatoperitoneum.

Welche Maßnahme ist als nächste indiziert?

Die Arteriographie als erster Schritt zur Embolisation.

9.4. Fräulein Löffler ist 15 Jahre alt. Sie klagt über heftige Schmerzen in der Beckenregion. Sie sieht sehr blaß aus, der Puls ist beschleunigt.

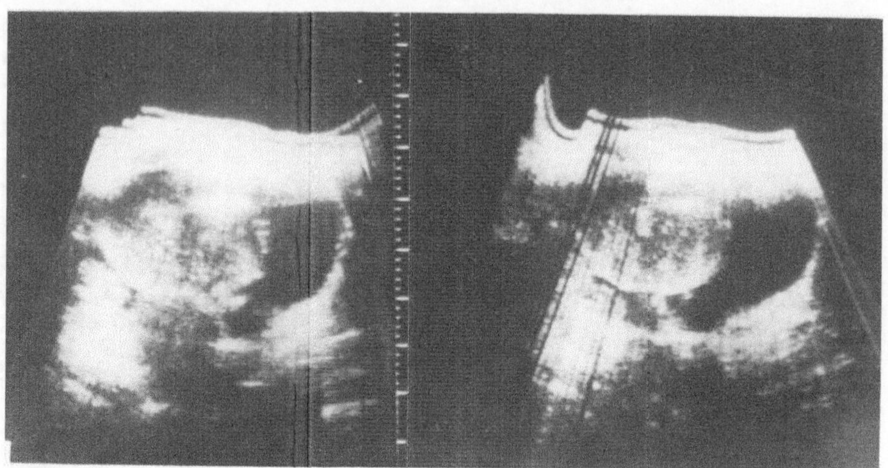

Abb. 9.4a, b. Transversalschnitte

Die sonographische Untersuchung des Beckens zeigt eine Flüssigkeitsansammlung (schwarze Pfeile) oberhalb der Harnblase (offener Pfeil).

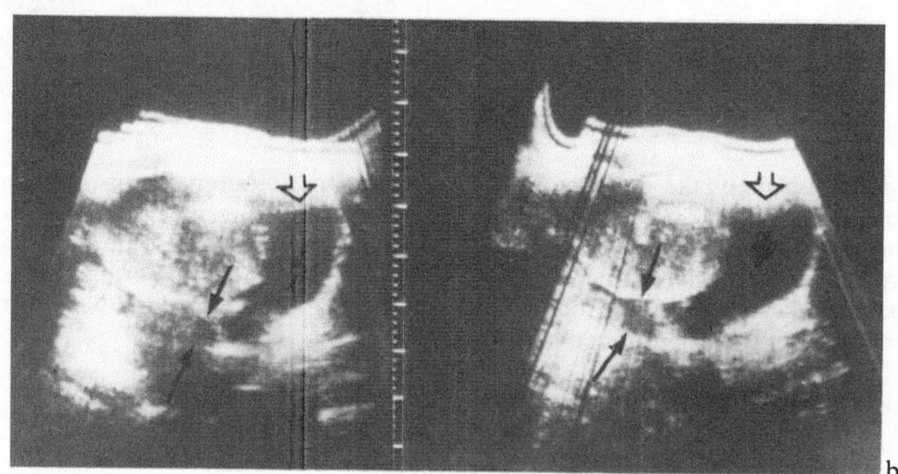

Abb. 9.4a, b

Der Uterus ist sehr groß (offene Pfeile) und von Flüssigkeit umgeben. Die erste Hypothese heißt also Hämatoperitoneum durch rupturierte Tubargravidität. Allerdings verneint die Patientin die dazu notwendige Anamnese. Und vor allem ist der „Uterus“ zu groß.

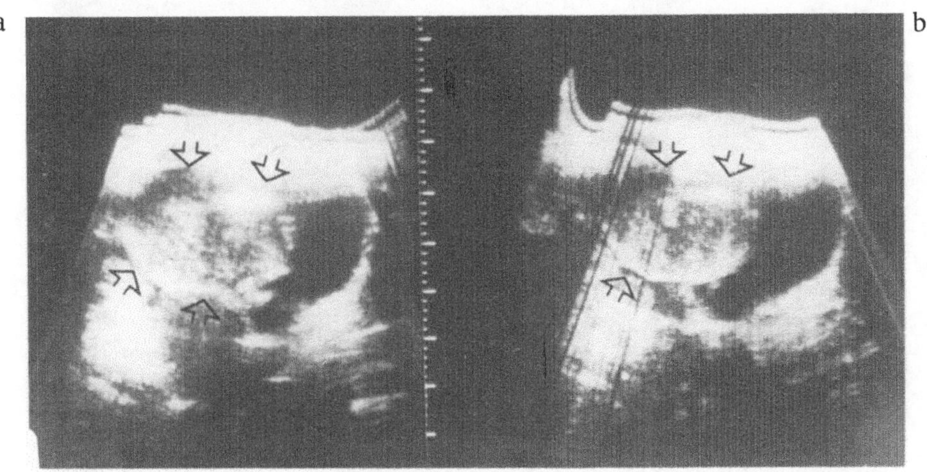

Abb. 9.4a, b

Wir sollten nicht zu viel Zeit mit Überlegungen verschwenden: Die Situation ist akut. Bei der Operation stellt sich heraus, daß die Flüssigkeit nicht hämorrhagisch ist. Es findet sich nur eine etwas rötlich gefärbte, seröse Flüssigkeit. Der Uterus ist normal. Die rundliche Raumforderung im Becken entspricht nicht dem Uterus, sondern einem Volvulus einer prolabierten Dünndarmschlinge im Douglasschen Raum.

Moral:

- Analysieren Sie die Anatomie auf jedem sonographischem Schnitt sorgfältig. Den normalen Uterus hätte man im Becken erkennen müssen, da durch die intraperitoneale Flüssigkeit ein ausgezeichnetes Schallfenster vorhanden ist. Der sonographische Untersucher hat zu schnell falsche anatomische Schlüsse gezogen, die einen gynäkologischen Prozeß bestätigen, der mehr oder weniger durch die Klinik suggeriert wurde. Für alle radiologischen Untersuchungen sind klinische Daten unverzichtbar, aber man muß auch davon absehen können, wenn die Bilder keine entsprechende Interpretation erlauben.
- In Notfällen kann die Sonographie oft die Dringlichkeit der Operation (intraperitoneale Flüssigkeit) bestätigen und die anomale Zone mit größerer Präzision eingrenzen als die Palpation. Die Sonographie liefert jedoch nicht immer eine richtige Diagnose. Man muß ihre Grenzen kennen, wie Sokrates stets zu sagen pflegte, wenn er eine Ultraschalluntersuchung begann: γνῶθι σεαυτόν.

9.5. Frau Kasuar klagt über Bauchschmerzen und Meteorismus. Die Situation wird akut. Die linke Lumbalregion ist druckempfindlich.

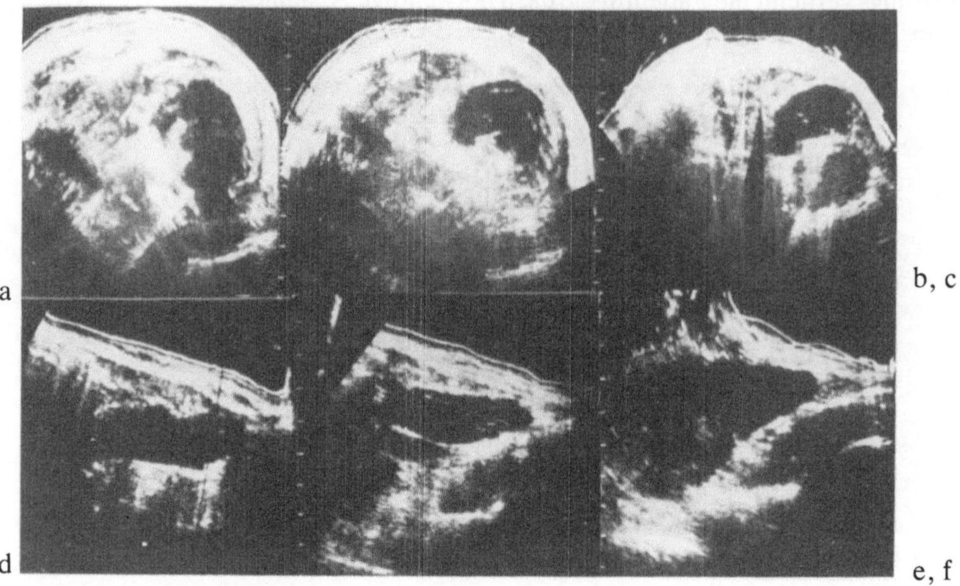

Abb. 9.5. a–c. Transversalschnitte, **d–f** Sagittalschnitte

Nachdem Sie die Abb. 9.5 angesehen haben, sollten Sie den Patienten (oder seinen Arzt) etwas fragen. Diese Frage heißt...

...„Nehmen Sie (nimmt er) Antikoagulanzien?“

In der Tiefe ist eine große Flüssigkeitsansammlung zu erkennen (↓ unten, Abb. 9.5a–c). Bei einem Herzpatienten unter einer Antikoagulanzientherapie ist die Diagnose augenscheinlich: Es handelt sich um ein Hämatom.

Wo ist es lokalisiert?

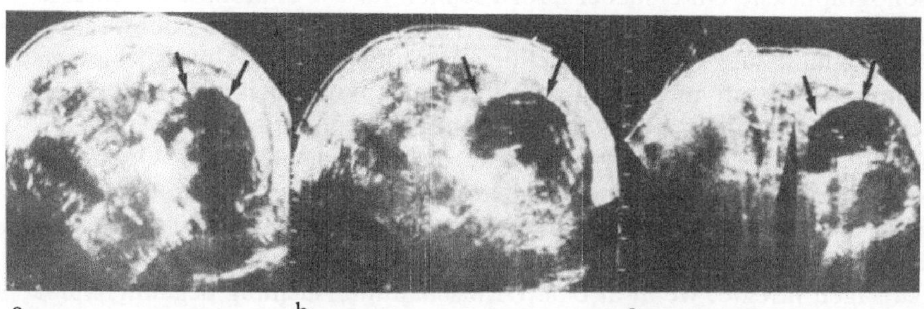

Abb. 9.5a–c

Wir sollten uns jetzt den parasagittalen Schnitt 9.5d–f (unten) ansehen.

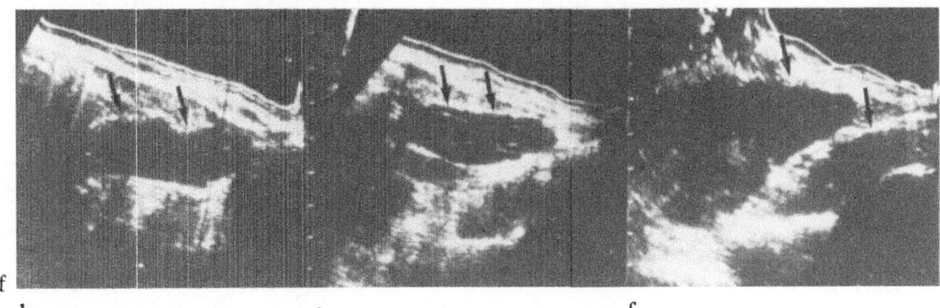

Abb. 9.5d–f

Die längliche Form der Flüssigkeitsansammlung (↓) spricht nicht für ein Hämatom des Darms. Es handelt sich auch ganz eindeutig weder um ein Hämatom der vorderen Bauchwand, noch um ein Hämatoperitoneum: Es ist ein retroperitoneales Hämatom. Wenn Sie die Abb. 9.5e und f ansehen, können Sie sogar zwei parallel nebeneinander liegende Flüssigkeitsansammlungen erkennen (Pfeile, unten). Um was handelt es sich?

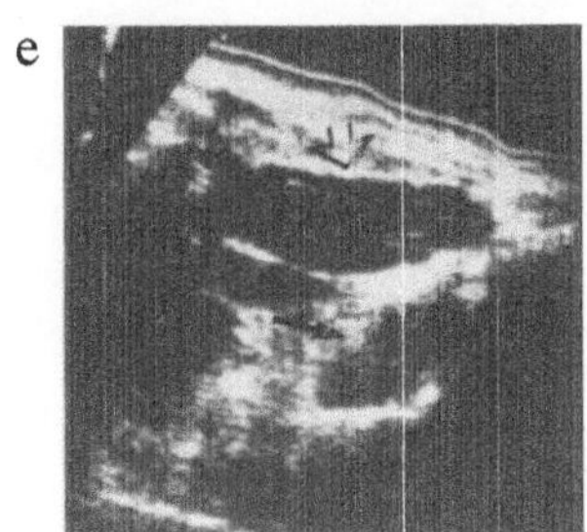

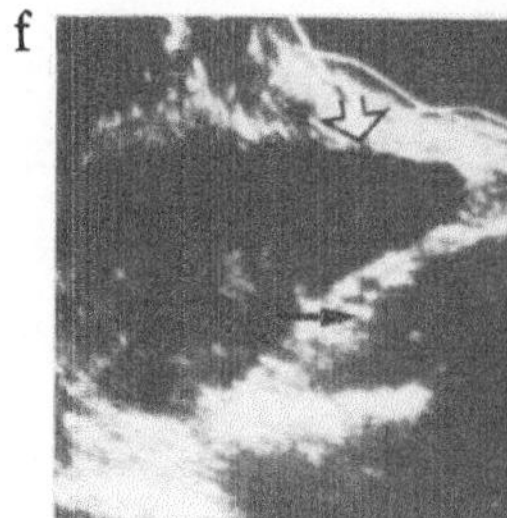

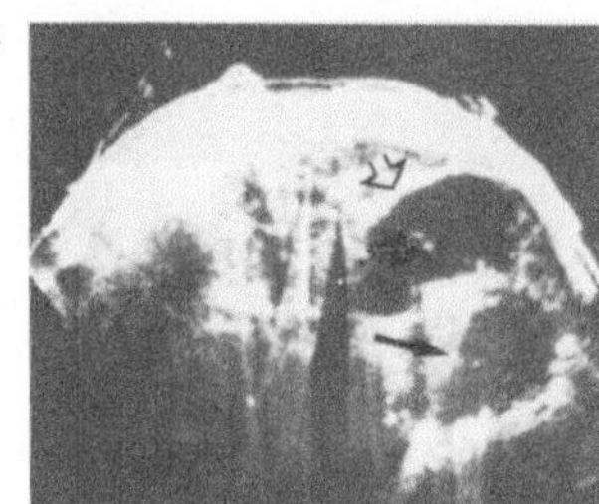

Abb. 9.5e, f, c

Bei der dorsal gelegenen Flüssigkeitsansammlung (Pfeil) handelt es sich um ein Hämatom in der Psoasloge. Die ventralere Flüssigkeitsansammlung (offener Pfeil) liegt im ventralen pararenalen Kompartiment. Die etwas unterschiedliche Echodichte dieser beiden Flüssigkeitsansammlungen kann auf ihr unterschiedliches Alter zurückgeführt werden. Möglicherweise ist sie auch durch die Echogenität des Muskels selbst bedingt.

Die Patientin wurde operiert. Die beiden Hämatome enthielten jeweils mehr als einen Liter Flüssigkeit. Es wäre illusorisch, auf eine spontane Absorption derartiger Hämatome zu hoffen. Es wäre auch illusorisch, diese Hämatome durch eine sonographisch gezielte Drainage zu behandeln. Das Vorhandensein von Gerinnseln und die Unmöglichkeit, die Hämatome ohne Verletzung von Darmstrukturen zu erreichen, machen die Operation unumgänglich. Die völlige Entleerung der Hämatome ist absolut notwendig, weil sich sonst eine retroperitoneale Fibrose entwickeln könnte.

Schlußwort

Es entspricht natürlich nicht der klinischen Realität, einige ausgewählte und aus der logischen Folge geschnittene Real-time-Bilder zu analysieren, da der sonographische Untersucher während der Real-time-Untersuchung beträchtlich mehr Information erhält.
Übung in der sorgfältigen Analyse einander zugeordneter oder aufeinander folgender Bilder ist jedoch zur sonographischen Untersuchung und zur richtigen Interpretation der sonographischen Befunde fundamental wichtig. Man wird dann eine exakte, systematische Technik in allen Situationen anwenden können, in einem Prozeß von Aktion und Reaktion, der an die jeweiligen morphologischen Befunde und klinischen Daten angepaßt ist.
Hier – wie auf allen anderen Gebieten der morphologischen Diagnostik – gilt Antoine Béclère's Maxime: Man sieht nur, wonach man sucht. Man sucht nur, was man kennt.
Wir hoffen, daß wir Ihnen mit diesen Beispielen gezeigt haben, wie nützlich es sein kann, die Sonographie mit anderen diagnostischen Verfahren zu kombinieren. Die Ultraschalluntersuchung erleichtert sicherlich den ökonomischen Einsatz anderer diagnostischer Verfahren.
Der Erfolg des rationalen Einsatzes diagnostischer Verfahren sollte deren Grenzen ebenso wie das Risiko eines menschlichen Irrtums nicht vergessen lassen. Irgendwann einmal kommt der Punkt, an dem man mit der Konstruktion diagnostischer Hypothesen innehalten und mit therapeutischen Überlegungen beginnen sollte.